Markus Schoberberger

HOLISTISCHE ORTHOPÄDIE

Die anatomische Verbindung von Geist und Körper

FREYA APPT!

INTERAKTIVES LESEVERGNÜGEN MIT DER FREYA-BÜCHER-APP!

Ab sofort können Sie unsere Bücher mit der *kostenlosen* App interaktiv entdecken. Videos, Zusatzinhalte und mehr Informationen aus den Freya-Büchern steigern Ihr Lesevergnügen und bieten Ihnen faszinierende Einblicke.

So einfach geht's:

1. Laden Sie die ***kostenlose*** Freya-Bücher-App im Google Play Store oder im Apple App Store auf Ihr Smartphone oder Ihr Tablet.
2. Wählen Sie Ihr Buch aus der Liste in der Freya-Bücher-App aus und drücken Sie auf *Bild scannen*. Automatisch wird Ihre Kamera aktiviert.
3. Halten Sie Ihr Smartphone oder Ihr Tablet jeweils über die Bilder in Ihrem Buch, die mit einem kleinen Handysymbol versehen sind.
4. Dann öffnen sich die zusätzlichen interaktiven Elemente von selbst. Schon haben Sie Zugang zu weiteren Informationen und Videos aus dem Buch.

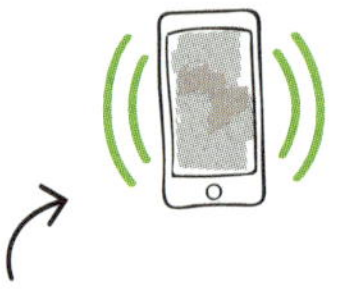

Bilder mit diesem Symbol scannen

Hinweise:

Sollten die Bilder von der App nicht erkannt werden, stellen Sie bitte sicher, dass das Buch ausreichend beleuchtet ist, und verringern Sie gegebenenfalls den Abstand zur Kamera. Ihr elektronisches Gerät muss mit dem Internet verbunden sein.

ISBN 978-3-99025-494-3

READ GLOBAL BUY LOCAL

FSC
www.fsc.org
MIX
Papier aus verantwortungsvollen Quellen
FSC® C118234

Layout: freya_art, Regina Raml-Moldovan
Lektorat: Barbara Schöberl, Mag. Dorothea Forster
Bildmaterial: Markus Schoberberger
Adobe Stock: S.3 tomertu / S. 23 SciePro
Videos: Wolfgang Ruzicka
Schnitt: Regina Raml-Moldovan

printed in EU

Markus Schoberberger

HOLISTISCHE ORTHOPÄDIE

Die anatomische Verbindung
von **Geist und Körper**

freya

INHALT

Hier geht´s zu den Videos

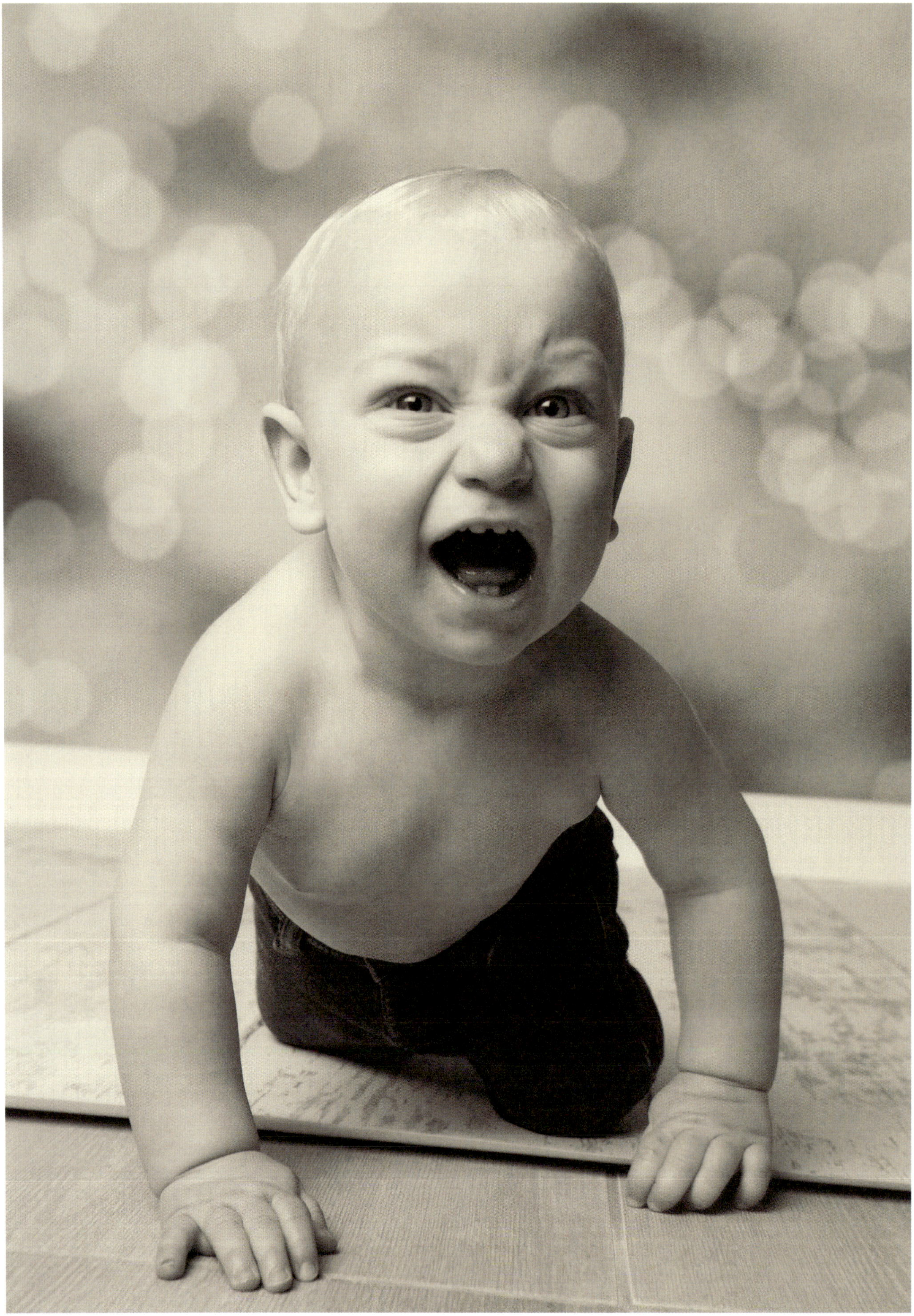

„Es wird die Zeit kommen, wo es als Schande gilt, krank zu sein, wo man Krankheiten als Wirkung verkehrter Gedanken erkennen wird.“

Wilhelm von Humboldt

VORWORT

Sehr geehrte Leserinnen und Leser!

Dieses Buch ist über Jahre gewachsen – ursprünglich aus einem Ausbildungsskriptum für meine unterrichtende Tätigkeit an der internationalen Shiatsu-Schule Österreich – bis hin zu diesem Buch, welches Sie gerade in den Händen halten.

Der grundlegende Antrieb zum Inhalt dieses Buches liegt in der Bereitstellung von Informationen, welche das bisherige Bild von uns Menschen vervollständigen und verfeinern oder auch auf die Probe stellen. Um das Buch größtmöglich für Ärzte, Physiotherapeuten, Psychotherapeuten sowie für alle Interessierten lesbar zu machen, habe ich Fachbezeichnungen häufig zweisprachig (Latein und Deutsch) geschrieben, wobei in vielen Passagen der zusätzliche und unmittelbare Vergleich mit den entsprechenden Abbildungen aus einem guten Anatomieatlas Gold wert ist und die lateinische Nomenklatur die begriffliche Suche in einem geeigneten Anatomiebuch entsprechend erleichtert.

Meine Wortwahl entspricht einer Stimulation **beider** Gehirnhälften, was etwas im Kontrast zur politisch korrekten, wissenschaftlichen und *links-hirn-lastigen* Ausdrucksform liegt. Für geistig besonders korrekte Menschen mag manche Ausdrucksform verstörend und wertmindernd wirken. Meinen persönlichen Idealen entsprechend soll der Inhalt dieses Buches uns sowohl geistig, aber auch emotional und instinktiv ansprechen, um möglichst jede Facette unseres Bewusstseins zu erreichen – im Sinne der Ganzheitlichkeit (*Holistik*).

Die geschlechtergerechte Formulierung (*Gender*) ist teilweise nicht korrekt wiedergegeben, obwohl ich persönlich keinerlei Wert-unterschiede zwischen Personen, welche die Geschlechtsorgane *außen* tragen, zu Personen, welche die Geschlechtsorgane *innen* tragen, sowie sämtlichen strukturellen und geistigen Mischformen mache. Ganz ehrlich, liebe Therapeutinnen und Therapeuten, liebe Ärztinnen und Ärzte, liebe Leserinnen und Leser, der nachvollziehbare idealistische Wert der Gendernomenklatur wirkt allzu künstlich in der praktischen Anwendung. Deshalb möchte ich klarstellen, dass ich bei Bezeichnungen wie *Therapeuten, Klienten, Osteopathen usw.* **beide** Geschlechter und Mischformen anspreche.

Viel Spaß, Interesse und Erkenntnis beim Lesen dieses Buches wünscht euch

Markus Schoberberger

Hier geht´s zum Video
Begrüßung und einleitende Worte

DIE VIELSCHICHTIGKEIT DES MENSCHEN IN DER HOLISTIK

Der Mensch gleicht in einer ganzheitlichen (*holistischen*) Betrachtungsweise eher einem Staat mit vielen Einwohnern als einem Individuum. Die einzelnen Körperzellen sind die Bürger, welche sich durch Spezialisierung und individuelle Prägung in *Interessenvertretungen* organisieren.

Die einzelnen Interessenvertretungen sind unterschiedliche Organe und Gewebe. Ähnlich verschiedenen Berufsgruppen in einem Staat, in dem ein Bauarbeiter nur seine Arbeit verrichten kann, wenn Landwirte, Bäcker, Fleischhauer und Händler ihn mit Nahrung versorgen und Architekten, Statiker und Poliere diese Arbeit planen, berechnen und einteilen. Ähnlich der staatlichen Innenpolitik, in der verschiedene Meinungen und Ansichten vertreten sind. Es herrscht nicht immer Frieden und Einigkeit – sowohl in einem Staat als auch in uns selbst. Woher würden sonst Sprüche wie *Der Geist ist willig, aber das Fleisch ist schwach* kommen?

Mit verbundenen Augen, nur mit dem Tastsinn, kann beinahe jeder verschiedene Gewebe unter der Haut erkennen: Knochen fühlen sich anders an als Muskeln oder Fettgewebe. Verschiedene *Interessenvertretungen* fühlen sich unterschiedlich an. Physiotherapeuten, Osteopathen, Masseure, Shiatsu-Praktiker und weitere Berufsgruppen, welche sich auf Therapie durch Körperkontakt spezialisiert haben, kennen die vielfältigen Informationen, die Berührung liefert.

Doch Berührung ist nicht gleich Berührung. Jeder Hautkontakt liefert zwar unterschiedliche Informationen über die Qualität des Gewebes, das darunterliegt, doch dabei wäre es noch vollkommen egal, ob der berührte Mensch noch lebt oder bereits die Totenstarre überschritten hat. Knochen, Muskeln, Fett, Sehnen, Nerven, Faserknorpel, Organe und viele weitere Interessenvertretungen fühlen sich unterschiedlich an – egal, ob lebendig oder tot. Doch was macht den Unterschied? Selbst die Temperatur wäre kein Kriterium, würde eine Leiche in 36 Grad warmer Umgebung gelagert. Der Unterschied ist die Vitalität: Das Blut zirkuliert und versorgt fast jede Körperzelle mit Sauerstoff, Nährstoffen und Botenstoffen; Elektronen zirkulieren und piezzoelektrische Ladungen (*im Micro-Volt-Bereich entstehende Stromstöße*) geben dem Gewebe Energie, Information und Orientierung. Jeder einzelne Knochen bewegt sich im messbaren Mikrometerbereich, als ob er atmen würde oder sich in sich verwindet – bis zu 18 Stunden nach unserem Tod. Oder haben Sie geglaubt, alle Körperzellen würden schlagartig gemeinsam sterben?

Das Gewebe und somit der ganze Körper lebt und ist voll von Energie in Form von Vitalität. Prof. Dr. Alexander Meng konnte über 10 verschiedene Arten von Chi (*Lebensenergie*) im Meridiansystem unterscheiden. Der Unterschied in der Art der Berührung und das Vermögen, diese innere Intelligenz erwartungsfrei wahrzunehmen, zeichnen wirklich gute Körperarbeit aus. Die Fähigkeit, mit Bürgern und Interessenvertretungen in Kontakt zu treten und deren *Stimmen* durch Berührung wahrzunehmen, basiert in erster Linie auf

Ruhe und Achtsamkeit. Vorerwartungen oder das Gefühl *eh schon alles zu wissen* begünstigen mehr Vorurteile und falsche Interpretationen.

Gleichzeitig findet bei jeder achtsamen Berührung ein erhöhter Austausch an Information statt, welche das Körpergefühl, die Gedanken und die Emotionen BEIDER Personen beeinflusst. Dieser Austausch wird als Resonanz zwischen Therapeuten und Klienten bezeichnet. Hugh Milne, ein international renommierter Osteopath, beschreibt die Resonanz so, als ob man mit dem Klienten in einer Badewanne sitzt. Diese Badewanne ist das gemeinsame elektromagnetische Feld, das bei Berührung entsteht. Zwei Staaten beginnen einen interkulturellen Austausch.

Diese Resonanz braucht im Alltag nicht einmal Berührung. Worte können das elektromagnetische Feld eines Menschen verändern, sonst könnten wir ja nicht durch Reden die Stimmungslage eines Menschen beeinflussen. Selbst eine wortlose und berührungslose Nähe zwischen zwei Menschen vermag das oder sind Sie noch nie von der Hektik oder Aggression anderer im Straßenverkehr *angesteckt* worden? Die Aggression von Dränglern, die einem auf die Pelle rücken, macht oft selbst aggressiv, ganz ohne Berührung, Gespräch oder Blickkontakt. Man kann sich nach aller Kunst der Esoterik in *Kugeln aus spiegelnder Oberfläche* setzen oder ein energetisches Bärenfell überziehen und trotzdem ist Resonanz da. Die Staaten wechseln Informationen.

Umso wichtiger wird es, in einer therapeutischen Situation, bei der Informationen der Bürger und Interessenvertretungen **beider** Personen in Resonanz treten, den Überblick zu bewahren, diplomatisch zu sein und funktionierende Strategien anbieten zu können. Dieses Buch vereint Techniken aus der Osteopathie, Craniosacraler Therapie, Shiatsu, Viszeraler Manipulation, Quantum Bodywork, Psychotherapie, Manualtherapie, der Ayurvedischen und Traditionell Chinesischen Medizin, der Hypnotherapie und der Kinesiologie, um Wirkungsweisen in transparenter, holistischer und berufsübergreifender Form zu erläutern und einen Überblick bei verschiedenartigsten Therapieansätzen und deren Wechselwirkungen zu schaffen. Sämtliche, in diesem Buch beschriebenen Techniken sind unterrichtbar, erlernbar und mit sehr hoher Wahrscheinlichkeit reproduzierbar.

Der Mensch wurde allzu oft in der allgemeinen wissenschaftlichen Auffassung auf eine biologische, kalkulierbare *Maschine* reduziert. Allein die Differenzierung von Psyche und Soma (*Körper*) in der Medizin entbehrt jeder praktischen Beobachtung und ist reine Fiktion: Demnach könnte ich einem Mitmenschen auf die Zehen steigen, was zweifelsohne körperlichen Schmerz auslöst, aber nicht die emotionale Veränderung (die Person ist auf mich *sauer*) erklärt.

Aus dem Sanskrit übersetzte Überlieferungen (um 1200 v. Chr.) geben detaillierte Angaben über fünf Ebenen, deren Zusammenspiel uns als Wesen prägen. Die im Sanskrit beschriebenen Ebenen erklären die *verschachtelten* Wirkweisen, die im Alltag gerne als *innerer Schweinehund* oder als *Tätat i, wenn i kunntat* zum Ausdruck kommen. Die Ayurvedische Medizin sowie die Traditionell Chinesische Medizin bieten durch die ganzheitliche (*holistische*)

Betrachtungsweise des Menschen praktikablere Erklärungen für das Zusammenspiel von Körper, Geist und Seele, als es der Schulmedizin in ihrer verwissenschaftlichen Form möglich ist. Die Aussagen von Prof. DDr. Johannes Huber (*Der holistische Mensch*) sind die positive Ausnahme.

Die alten heimischen *Volksweisen* (die Laus, die über die Leber lief; der Klumpen im Magen; der Stein, der vom Herz fällt; ...) entsprechen durchaus einer ganzheitlichen Logik. Im Sanskrit verewigt ist die Nomenklatur der Ebenen, auf denen unser gesamtes Bewusstsein basiert: 1. Ebene: der strukturelle Körper, 2. Ebene: der emotionale Körper (elektrischer Körper, Astralkörper), 3. Ebene: der mentale Körper, 4. Ebene: der Traumkörper (intuitiver Körper) und als 5. Ebene: der Seelenkörper (oberstes Bewusstsein, Erleuchtung, Gottbewusstsein oder universelle Zellintelligenz).

DIE ORIENTIERUNG IN DER GANZHEITLICHEN WELT

Struktureller Körper – Knochen, Muskeln, Faszien

Emotionaler Körper – Organe, Faszien, Botenstoffe

Mentaler Körper – Dura Mater

Traumkörper – Mehr als ein Individuum

Seelenkörper – Das große Ganze

Zur anfänglichen Differenzierung unseres Körpers samt Geist und Seele in die fünf Ebenen bietet sich ein einfaches, kinesiologisches Testverfahren als Orientierungshilfe an. Der **Armlängentest** zeigt ausschließlich den momentanen Zustand der Synchronisation des Muskeltonus in der linken und rechten Körperhälfte. Erregungen des ZNS, besonders des limbischen Systems, stören die Synchronisation der Gehirnhemisphären (über den Corpus Callosum) und des Muskeltonus beider Seiten: Die Arme sind für wenige Sekunden ungleich lang. Dieser Effekt lässt sich zur Befragung des Unterbewusstseins einer Klientin/eines Klienten zu über 90 Prozent einsetzen. Zur Eruierung der Testbarkeit wird beim Klienten absichtlich *Stress* erzeugt. Ziel dieser Provokation ist festzustellen, ob eindeutige Testergebnisse möglich sind (= ob die Arme im hängenden, schlaffen Zustand unterschiedlich lang und dann wieder gleich sind). Das kann auf verschiedenste Arten passieren.

Armlängentest

Zuerst eine Handbewegung des Therapeuten **gegen** den Energiefluss des Konzeptionsgefäßes des Klienten (knapp vor dem Körper vom Kehlkopf bis zur Schambeinfuge hinunterstreichen) – Armlängentest durchführen: Die Hände sind ungleich lang.

Dann zweimalige Handbewegung des Therapeuten **in** der Richtung des Energieflusses des Konzeptionsgefäßes (knapp vor dem Körper von der Schambeinfuge bis zum Kehlkopf hochstreichen) – Armlängentest durchführen: Die Hände sollten wieder gleich lang sein.

Weitere Möglichkeiten, die Testbarkeit zu überprüfen, sind:

Klient sagt **ja** – Armlängentest (Hände gleich lang)
Klient sagt **nein** – Armlängentest (?)
Klient sagt **seinen** Namen – Armlängentest (Hände gleich lang)
Klient sagt **anderen** Namen – Armlängentest (?)

Die Austestung kann auch in Rückenlage erfolgen. In seltenen Fällen ist eine Person nicht testbar, weil keine eindeutig provozierbaren Unterschiede in den Armlängen vorhanden sind. Ursachen dafür können Schmerzen im Nacken und im Arm sein, Nervosität, eine generelle Übererregung des zentralen Nervensystems (*Arousal*), das *Wäschemarkerl* am 7. Halswirbel oder es funktioniert einfach in dem Moment nicht.

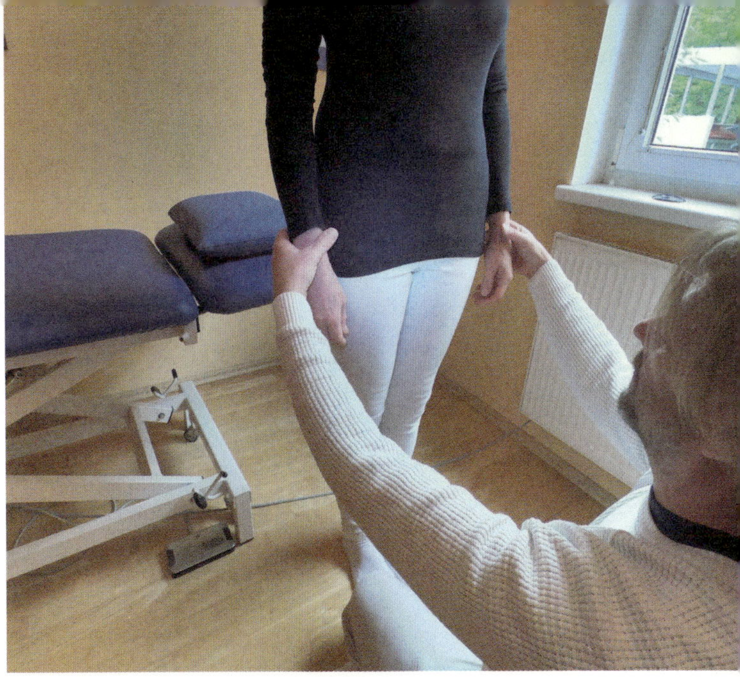

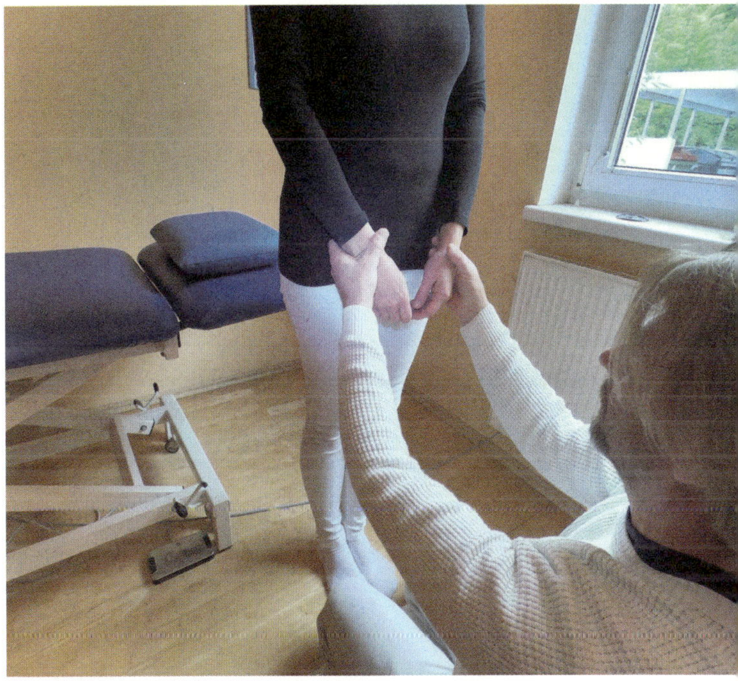

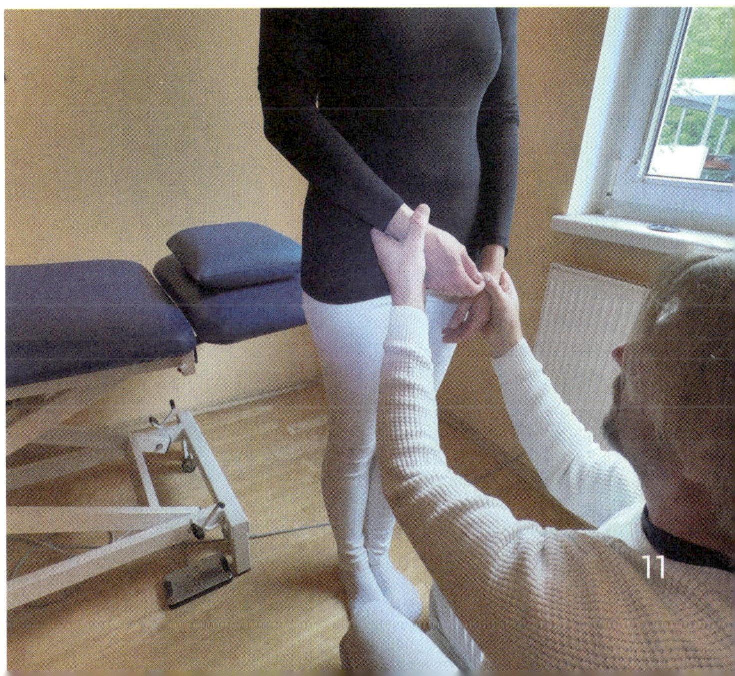

Kinesiologische Testverfahren, besonders der Muskeltest, sind wissenschaftlich **nicht** verifiziert. Ein Grund dafür ist die Erwartungshaltung der testenden Person. Die Gesetzmäßigkeiten, unter denen kinesiologische Testverfahren stattfinden, sind Gesetzmäßigkeiten der Quantenphysik. Im Gegensatz zur Newton'schen Physik gibt es in der Quantenphysik **keinen** neutralen Beobachter, das heißt, Erwartungshaltungen beeinflussen über die Resonanz das Testergebnis!

Um über den Armlängentest möglichst eindeutige und zutreffende Ergebnisse zu erlangen, bedarf es durchaus eines mentalen Trainings. Die erwartungsfreie Haltung, die Stille im Kopf, die Liebe zur augenblicklichen Situation sind vorteilhaft, um das Testergebnis möglichst wenig zu beeinflussen – ideal ist der Zustand, in dem sich die testende Person *von außen* beim Testen beobachtet. Man stellt den eigenen Körper in den Dienst des gemeinsamen Interaktionsfeldes und lässt den anderen Staat *reden, ohne **ihm** mit einer eigenen Erwartungshaltung ins Wort zu fallen.*

Zusätzliche Hilfen beim Armlängentest sind die Fixierung und Priorisierung. Bei der Fixierung wird durch zweimaliges Streichen des Lenkergefäßes von der Nasenwurzel bis zum Haaransatz, einmal mit geschlossenen Augen, einmal mit offenen Augen, ein Stressmuster (die Arme sind ungleich lang) so lange erhalten, bis die *erlösende* Technik erfragt wurde. Praktisch werden nach einer Fixierung die Tiefe der eigentlichen Ursache (struktureller Körper, emotionaler Körper, mentaler Körper ...) und anschließend die erlösende Technik erfragt. Dabei macht es großen Sinn, sämtliche Techniken und Anwendungen aus dem eigenen Erfahrungsschatz in das Testverfahren zu integrieren. Nach diesen beiden fixierenden Streichungen am Lenkergefäß (bewirkt, dass die Arme ungleich lang bleiben – auch über Minuten) ist es möglich, zu jeder Ebene einen Armlängentest durchzuführen. In jener Ebene, in der die Arme gleich lang werden, liegt die erlösende Technik. Jene Technik, welche von Grund auf das Problem dauerhaft löst.

Beispiel gefällig:

Herr X kommt wegen eines schmerzhaften Innenmeniscus im linken Knie. Nach erfolgreicher Eruierung der Testbarkeit berühre ich die schmerzhafte Stelle am inneren Kniegelenkspalt und teste die Armlängen. Sind die Arme ungleich lang, werden **sofort** die beiden Streichungen am Lenkergefäß durchgeführt (1 x Augen des Klienten geschlossen, 1 x Augen des Klienten geöffnet). Nach dieser Fixierung bleiben die Arme auch über Minuten ungleich lang. Anschließend führe ich einen Armlängentest zu jeder Ebene durch, indem ich laut oder nur in Gedanken frage: *Liegt die Ursache im strukturellen Körper?, liegt die Ursache im emotionalen Körper?* und so weiter.

Werden beispielsweise bei Herrn X die Arme bei der Frage bezüglich des emotionalen Körpers gleich lang, frage ich sofort nach einem Organbezug nach: *Ist es der Dickdarm?* Wenn nicht, bleiben die Arme ungleich lang; wenn ja, dann sind die Arme wieder gleich lang.

Danach kann man die erlösende Technik im emotionalen Körper erfragen – bei Herrn X macht die Frage, ob die EFT-Klopftechnik funktionieren würde, die Arme gleich lang. So viel zur Orientierung mit Kinesiologie.

In der statischen Beurteilung von Herrn X fällt auf, dass die gesamte linke Beckenschaufel zurückrotiert ist (der vordere obere Darmbeinstachel [*Spina iliaca anterior superior*] ist links im Stand weiter oben als rechts). Würde man in diesem Fall nur das Becken korrigieren, so würden die Spannungen des Dickdarms (meist an der Biegung vom absteigenden Ast des Dickdarms [*Colon descendens*] zum Enddarm [*Colon sigmoideum*]), welche sich direkt an der Innenseite der linken Beckenschaufel befinden, den Knochen sehr wahrscheinlich erneut verschieben. Erst wenn die Spannung in diesem Dickdarmabschnitt behoben ist, bleibt das korrigierte Becken dauerhaft stabil. Die Priorisierung – das *Feststellen*, welche Technik die Erste und Wichtigste ist – kommt dann zum Tragen, wenn mehrere *erlösende* Techniken infrage kommen. Der therapeutische Effekt einer Priorisierung ist einem Zylinderschloss ähnlich: Erst wenn der erste *Zahn* des Schlüssels passt, kann man den Schlüssel weiter in das Schloss schieben. Erst wenn die Spannung im Dickdarm von Herrn X behoben wurde, macht die Beckenkorrektur im strukturellen Körper einen Sinn. Die Priorität wird im Armlängentest erfragt und durch ein Mudra (beide Mittelfingerkuppen der testenden Person werden an die Daumenendgelenke angelegt) verstärkt. Ziel des Armlängentests ist, vor der Behandlung die Tiefe der Ursache, die erlösenden Techniken und deren Reihenfolge, sofern möglich, festzustellen. Die Behandlung selbst beginnt nach dieser Orientierungshilfe mit der tiefsten getesteten Ebene. Es kann auch getestet werden, ob für die Lösung eines Problems, beispielsweise im mentalen Körper, auch andere Personen geeigneter wären – im Sinne eines Netzwerks aus verschiedenen Berufsgruppen (Psychotherapeuten, Ärzte oder auch weise Freundinnen und Freunde).

Generell dient ein kinesiologisches Testverfahren der Einschätzung der Tiefe eines vorhandenen Problems. Erfahrene Therapeutinnen und Therapeuten brauchen meist keine Austestung mehr, weil die Summe der Eindrücke, welche durch Gespräch, Körperhaltung, emotionalen Ausdruck und Geisteshaltung einer betroffenen Person gewonnen werden, bereits richtungsweisend ist. So kann in wenigen Minuten eingeschätzt werden, ob die Ursache für die vorhandenen Beschwerden rein durch strukturelle Überlastung, durch einseitige emotionale Verfärbung (ständiger Kummer, ständiger Zorn usw.) oder durch Glaubenssätze, Erwartungen und mentale Einstellungen herrührt.

Die meisten körperlichen Beschwerden bestehen aus einem Zusammenspiel aus Einflüssen aus allen Ebenen. So bedingen beispielsweise Minderwertigkeitsgefühle eine dementsprechende Körperhaltung, schlechtere Ernährungsgewohnheiten und eine eingeschränkte geistige Erwartungshaltung (meist Opferdenken), welche natürlich entsprechend den Kindern weitergegeben wird (*Du bist zu blöd, aus dir wird sowieso nix.*). Statistisch untermauert werden diese Dynamiken durch die Tatsache, dass Kinder von akademisch gebildeten Eltern zu über 60 Prozent ebenfalls eine akademische Laufbahn einschlagen, während Kinder aus Arbeiterfamilien viel seltener eine akademische Ausbildung absolvieren. Generationenübergreifende Prägungen werden als **Traumkörper** (4. Ebene) tituliert.

PATHOLOGISCHE ENTWICKLUNGEN DES BEWEGUNGSAPPARATES

Beschwerden des Bewegungsapparates geben Aufschluss über bisherige Belastungen eines Menschen. Die Art der Belastung kann körperlich, chemisch oder psychisch (Körpersprache) sein und führt primär zu Anpassungsvorgängen des Bewegungsapparates (Wolf´sches Gesetz). Ist der Körper mit der Fülle an Anpassungsvorgängen überfordert, so spiegelt sich dieser Zustand in Form von Beschwerden und Schmerzen wider.

Eine grundlegende Ursache der meisten Beschwerden (Tendinitis, Tendovaginitis, Bursitis, Arthrosis u. v. m.) am Bewegungsapparat liegt in einem gestörten muskulären und faszialen Gleichgewicht. Wird dieses Gleichgewicht wiederhergestellt, ist der Körper meist ohne zusätzliche lokale Intervention in der Lage, die Überlastungsbeschwerden von selbst wieder auszuheilen. Bei einem klassischen Tennisellbogen beispielsweise (*Tendinitis M. extensor carpi radialis brevis Typ II*), wo der Muskelansatz am Epicondylus lat. hum. akut oder chronisch entzündet ist, liegt normalerweise eine Tangierung der Nervenwurzeln C5 bis C8 zugrunde. Dieser Druck auf die Nervenwurzel bewirkt, lange bevor eine medizinisch relevante Verletzung des Nervs vorliegt (*Neuropraxie, Axonotmesis und Neurotmesis*), eine Überstimulation der efferenten Nervenfasern (diese leiten elektrische Signale von den motorischen Vorderhornzellen des Rückenmarks zu den motorischen Endplatten an der Muskulatur) und dadurch eine Tonuserhöhung der versorgten Muskulatur. Exakt diese Tonuserhöhung des M. ext. carpi. rad. brev. bedingt die Hartnäckigkeit einer Überlastungsentzündung am knöchernen Ansatz.

Sämtliche lokalen Maßnahmen, wie Friktion (*Reibung*) oder das Auffrischen der Entzündung durch Stoßwellentherapie, sind von mäßigem Erfolg gekrönt, solange der Hypertonus des Muskels durch den verringerten Stoffwechsel eine Ausheilung verhindert. Sobald die Tangierung der Nervenwurzeln C5 bis C8 (N. radialis) durch eine Korrektur des 5., 6. oder 7. Halswirbels beziehungsweise des 1. Brustwirbels gelöst ist, reagiert der Muskel normalerweise ohne Zeitverzögerung und stellt sich wieder auf normalen Tonus ein. Durch die resultierende Erhöhung des Muskelstoffwechsels ist der Körper plötzlich in der Lage, auch chronische Entzündungen zum Abheilen zu bringen (selbst ohne lokale Intervention am Muskelansatz).

Dieser Regelkreislauf aus Druck auf eine Spinalnervenwurzel und resultierender Spannungserhöhung der versorgten Muskulatur ist an der gesamten Wirbelsäule zu beobachten. Gleichzeitig wird die antagonistische Muskulatur (der Gegenspieler) gehemmt – gemäß dem neurophysiologischen Gesetz Sherrington II (*contract – relax*). Dadurch verändert sich das muskuläre Gleichgewicht um Gelenke – mit fatalen Folgen: Gelenkknorpel, Bänder, Meniscen, Bandscheiben, Schleimbeutel und Sehnenscheiden werden auf eine harte Probe gestellt und entwickeln oft Pathologien.

Eine weitere Ursache für eine Fehlregulation der Muskulatur ist orthopädisch begründet:
Ist am Ursprung oder Ansatz eines Muskels der Knochen nicht in der natürlichen Position, sondern verschoben, reagiert der Muskel ebenfalls mit Spannungserhöhung. Durch ein verschobenes Becken beispielsweise (eine Beckenhälfte ist gegenüber der anderen vor- oder rückrotiert), kommt es automatisch zu Verschiebungen der Schambeinfuge (*Symphysis pubica*) und die dort ansetzende Adduktorenmuskulatur (*M. gracilis* und *M. adductor longus*) reagiert mit einer hartnäckigen Verspannung. Gleichzeitig verursacht eine verdrehte Beckenhälfte eine Spannungsveränderung bei jenen Knieextensoren und -flexoren, die ihren Ursprung am Becken haben (*M. rectus femoris* und *M sartorius* an der Vorderseite, *M. biceps femoris caput longum*, *M. semimembranosus* und *M. semitendinosus* an der Rückseite). Dieses Ungleichgewicht der Beuge- und Streckmuskulatur gefährdet vor allem die Menisken des femorotibialen Gelenks (*Knie*).

Ebenfalls orthopädisch begründet ist die Dezentrierung von Gelenken in Serie:
Der 1. Brustwirbel beispielsweise verschiebt bei einer Fehlstellung die Position des 1. Rippenpaares. Die 1. Rippe ist der Hauptstabilisator der Clavicula (über das Lig. costoclaviculare) und verändert die Positionen des Sternoclavicular- und Acromioclaviculargelenks und, falls vorhanden, auch die Position des costocoracoidalen Bandes. Reaktiv verändern sich sämtliche Gelenkspositionen von der Schulter, dem glenohumeralen Gelenk, über die Ellbogengelenke bis zur Hand und verursachen Pathologien an der gesamten oberen Extremität. Durch eine Verschiebung des ersten Brustwirbels entsteht beispielsweise eine Verletzung des Discus articularis zwischen der Ulna und dem Os triquetrum am Handgelenk.

Selbst einzelne Knochen haben **Freundschaften** zu bestimmten anderen Knochen. So beeinflusst beispielsweise die Position und das Schwingungsverhalten der Oss. temporalia (*Schläfenbeine*) die Position und das Schwingungsverhalten der Beckenschaufeln. Sacrum (*Kreuzbein*) und Occiput (*Hinterhauptbein*) beeinflussen sich ständig.

***Freundschaften* können zu *Clans* heranwachsen:** Im stomatognathischen System beispielsweise spielen 27 Knochen und alle Zähne als Clan zusammen und beeinflussen unsere Fähigkeit, Nahrung, Informationen und Situationen zu *verdauen*. Das System besteht aus dem Os occipitale (*Hinterhauptbein*), den Temporalknochen (*Schläfenbeine*), dem Os sphenoidale (*Keilbein*), den Maxillarknochen (*Oberkieferknochen*), der Mandibula (*Unterkieferknochen*), dem Os hyoideum (*Zungenbein*), den Claviculae (*Schlüsselbeine*), den Scapulae (*Schulterblätter*), dem Sternum (*Brustbein*), den ersten beiden Rippenpaaren, den Halswirbeln und den ersten drei Brustwirbeln.

Die Beziehung von Knochen (Positionen und Bewegungsverhalten), Gelenken, Faszien und Muskulatur zu den Charaktereigenschaften, Gefühlen, Meinungen und Glaubenssätzen eines Menschen ist allgegenwärtig.

So kann gute, effiziente Psychotherapie die Positionen von Knochen und damit das Weltbild eines Menschen verändern, genauso wie gute und effiziente Osteopathie. Verändern wir unsere Körperhaltung, verändern wir die Qualität unserer Gedanken und Emotionen. – **Danke, Samy Molcho, für diese Erkenntnis.**

Die Epoche der Aufklärung und damit die wissenschaftliche Erforschung der Welt war begleitet von der Erkenntnis ***Cogito ergo sum*** (*Ich denke, also bin ich*). In einer holistischen Betrachtungsweise sind dem noch ***Sentio ergo sum*** (*Ich fühle, also bin ich*) und ***Natura reago ergo sum*** (*Ich reagiere instinktiv, also bin ich*) den Möglichkeiten der individuellen, inneren Bewusstwerdung hinzuzufügen. Jeder Gedanke, jede Emotion, jede Instinktreaktion beeinflusst Knochen, Faszien, Organe und Muskulatur. Meiner persönlichen Meinung nach besitzt jeder Mensch so etwas wie einen optimalen *Lebensweg*, der von Person zu Person völlig unterschiedlich ist. Gleichzeitig besitzt jeder Mensch einen *Lebensweg*, den er aufgrund seiner Erziehung, seines geformten Willens und seiner individuellen Bedürfnisse zu gehen versucht. Je größer die Diskrepanz zwischen **Wollen – optimaler Lebensweg und/oder Luftschloss** – und ***Sein – tatsächlicher Zustand*** – ist, desto größer wird die Wahrscheinlichkeit, psychisch und körperlich zu erkranken. Nicht umsonst ist die offizielle Erklärung der WHO bezüglich der Frage **Was ist Gesundheit?** Folgendes: „Gesundheit ist ein Zustand vollkommenen körperlichen, geistigen und sozialen Wohlbefindens und nicht allein das Fehlen von Krankheit und Gebrechen“ (*Health is a state of complete physical, mental and social wellbeing and not merely the absence of disease or infirmity.*).

STRUKTURELLER KÖRPER

Mit dem strukturellen Körper ist alles von einem Menschen gemeint, was man berühren kann. Damit ist die Anatomie unseres Körpers im klassischen Sinne gemeint. Alles was wir, nach den Gesetzmäßigkeiten der *Newton'schen Physik* tasten, sezieren und betrachten können, ist struktureller Körper.

Das Zusammenspiel unserer Knochen, Faszien, Muskeln, Organe, Schleimbeutel und unseres vernetzten Nervensystems ist bei Pathologien am Bewegungsapparat ausschlaggebend. In Summe reagiert der strukturelle Körper auf die Belastungen, denen wir ihn Tag für Tag aussetzen. Wie viel bewege ich mich? Habe ich einseitige Haltungen? Bin ich gerade? Diese Antworten prägen den strukturellen Körper. Sich vielseitig zu bewegen und auch mal anzustrengen ist eine Grundvoraussetzung, um einen schmerzfreien und gut funktionierenden Körper sein Eigen nennen zu dürfen (*Fit for fun*).

Gerade die Muskulatur dient uns in vielfacher Weise:

Sie bringt uns voran und macht uns handlungsfähig. Gleichzeitig sorgt sie für eine Erhöhung unserer Endorphinproduktion, die Glücksgefühle im emotionalen Körper auslöst. Die Muskulatur steht in einem engen Zusammenspiel mit unseren Knochen und Gelenken sowie mit unseren Faszien (jeder Muskel ist von Bindegewebe umhüllt und durchzogen, diese Faszienzüge laufen in den Sehnen zusammen, welche dann fast immer direkt die Zugkraft ins Innere der Knochen leiten). Muskulatur ist auch mit einer Vielzahl von Nervensensoren ausgestattet. Die Muskelspindeln melden Dehnung und Dehngeschwindigkeit an unser Rückenmark und dieses reagiert mit Spannungserhöhung der gedehnten Muskulatur. Ohne diesen Effekt, der zum Beispiel die Dämpfung bei der Fortbewegung mitträgt, würden wir beim Gehen eine Gehirnerschütterung erleiden. Gleichzeitig haben alle Muskeln einen Plan ihrer optimalen Länge. Wird diese dauerhaft überschritten, so reagieren Muskeln mit Verspannung. Dies passiert durch einseitige Haltung und verschobene Knochen. Um die Haltung kümmern sich viele Berufsgruppen: Orthopäden, Physiotherapeuten, Spiraldynamiker, Fitnesstrainer, *Liebscher und Bracht*-Anwender, Orthopädieschuhmacher, Tanzlehrer und viele weitere.

Es gibt Übungen und Tipps wie Sand am Meer. Für mich interessant sind die verschobenen Knochen:

Unsere gesamte Skelettmuskulatur und die Eingeweidemuskulatur reagieren sehr stark auf eine veränderte Position von Ursprung oder Ansatz eines Muskels. Dadurch verändern sich Länge und Winkel eines Muskels, was er uns entweder mit erhöhter oder verminderter Spannung dankt. Verspannungen aufgrund verschobener Knochen sind absolut resistent gegen Massagen (diese helfen zwar ein bis drei Tage, kommen aber wieder). Erst eine *Begradigung* unseres Skelettsystems hilft den Muskeln, wieder unter normaler Spannung und schmerzfrei zu funktionieren.

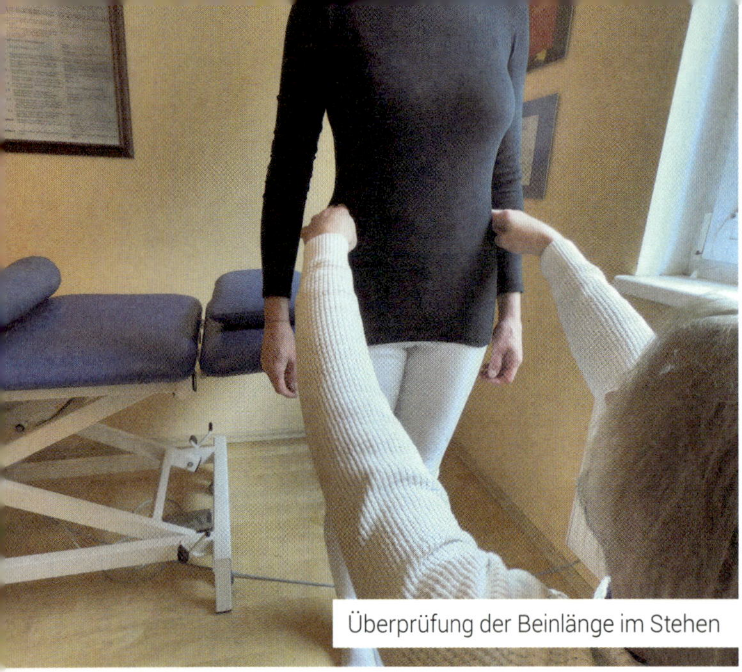
Überprüfung der Beinlänge im Stehen

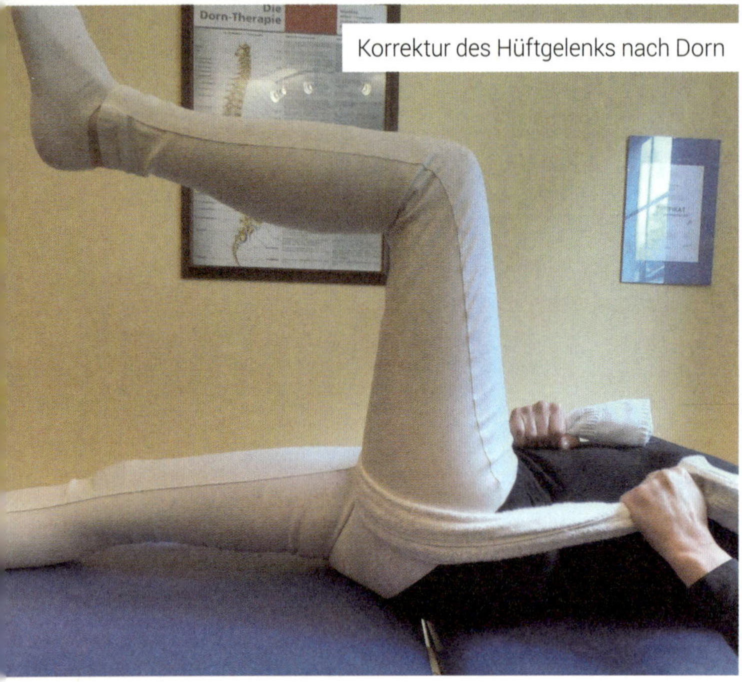
Korrektur des Hüftgelenks nach Dorn

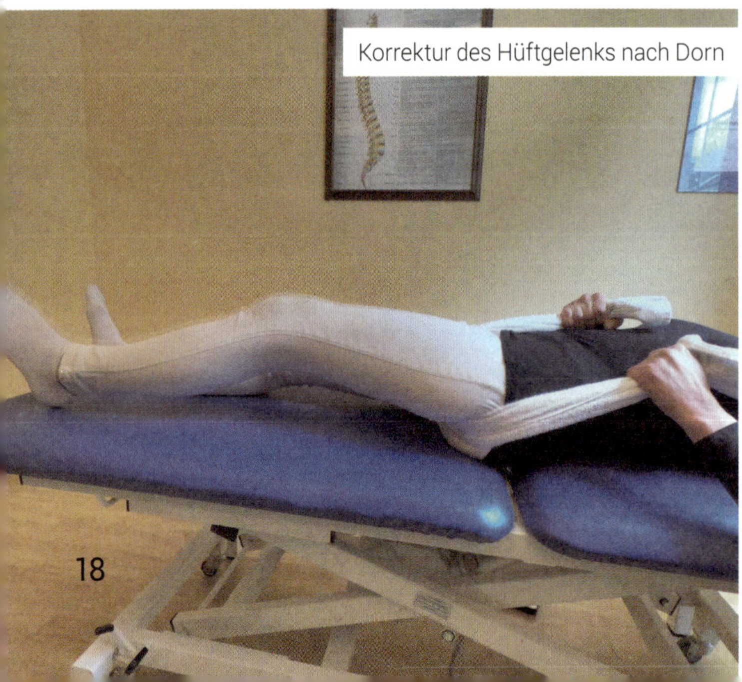
Korrektur des Hüftgelenks nach Dorn

Natürlich wirken auch der emotionale Körper (über die fasziale Fixierung der Organe), der mentale Körper (über Spannungen der harten Hirnhaut) und der Traumkörper (über unseren Charakter) auf unsere Haltung, aber dazu komme ich einige Seiten später.

Beckenschiefstand

Bevor einzelne Wirbel oder Knochen korrigiert werden, ist es sinnvoll, einen Beckenschiefstand zuerst auszugleichen. Aus jedem **Beckenschiefstand** resultiert eine Skoliose, welche meist die Gesamtstatik durch drei Krümmungen wieder ausgleicht oder der Ausgleich der Gesamtstatik erfolgt über eine Fehlstellung des Sacrums, um der Wirbelsäule eine situationsgemäß *gerade* Basis zu bieten. Auch Mischformen (typische Skoliose mit drei Krümmungen **und** disloziertes Sacrum) sind möglich.

Überprüfung der Beinlänge im Stehen:

Um möglichst objektive Ergebnisse bei der Beurteilung der Beinlängen zu fördern, ist es wichtig, beide Füße ganz eng nebeneinander zu stellen (die Malleoli medialis = Innenknöchel sind in Kontakt zueinander, die Zehen sind gleich weit vorne). Dann wird die Beinlänge durch Kontakt an der Crista iliaca, an der höchsten Stelle der Beckenkämme, beurteilt. Ist der Höhenunterschied mehr als 5 mm, wird eine therapeutische Maßnahme notwendig, Unterschiede von unter 5 mm können als *Tagessensation* ignoriert werden. Die genauen Ursachen einer relevanten Beinlängendifferenz (über 5 mm) werden im Anschluss durch eine Kontrolle im Sitzen objektiviert.

Hier geht´s zum Video
BEINLÄNGENDIFFERENZ
durch Beckenschiefstand

Überprüfung der Crista iliaca an der höchsten Stelle im Sitzen:
Diese Überprüfung bietet ein Unterscheidungskriterium über die beiden häufigsten Ursachen einer Beinlängendifferenz. Im Sitzen wird das Körpergewicht nicht über die Beine auf den Boden übertragen, sondern die Übertragung der Körpermasse erfolgt über die Tuber ossis ischii (*Sitzbeinknorren*) auf die Sitzfläche. Sämtliche Ursachen für eine Beinlängendifferenz (*BLD*), welche distal (*unterhalb*) der Hüftgelenkspfanne ihren Ursprung haben, werden überbrückt und zeigen im Sitz **keine** Auswirkungen. Sämtliche Ursachen einer BLD, welche proximal (*überhalb*) der Hüftgelenkspfanne ihren Ursprung haben, sind auch im Sitz durch unterschiedlich hohe Beckenkämme (genau wie im Stand) sichtbar.

Resümee und Korrekturmöglichkeiten:
Die mit Abstand häufigste Ursache für eine BLD ist ein disloziertes Hüftgelenk (der Hüftkopf steht nicht in der tiefsten Stelle der Hüftpfanne). Aufgrund dieser Fehlstellung erscheint das betroffene Bein länger und die Crista iliaca auf der gleichen Seite erscheint im Stand höher. Im Sitz gleicht sich der Höhenunterschied an der Crista iliaca aus (die Beckenkämme sind im Sitz gleich hoch). Bei Überprüfung der Beinlängen in Rückenlage erscheint ebenfalls das betroffene Bein länger.

In diesem Fall ist die Korrektur des Hüftgelenks nach Dorn eine sehr einfache und effiziente Methode, die BLD auszugleichen. Dabei wird der Hüftkopf mittels einer Hebeltechnik (ähnlich dem Kippaufschwung beim Reckturnen) in die tiefste

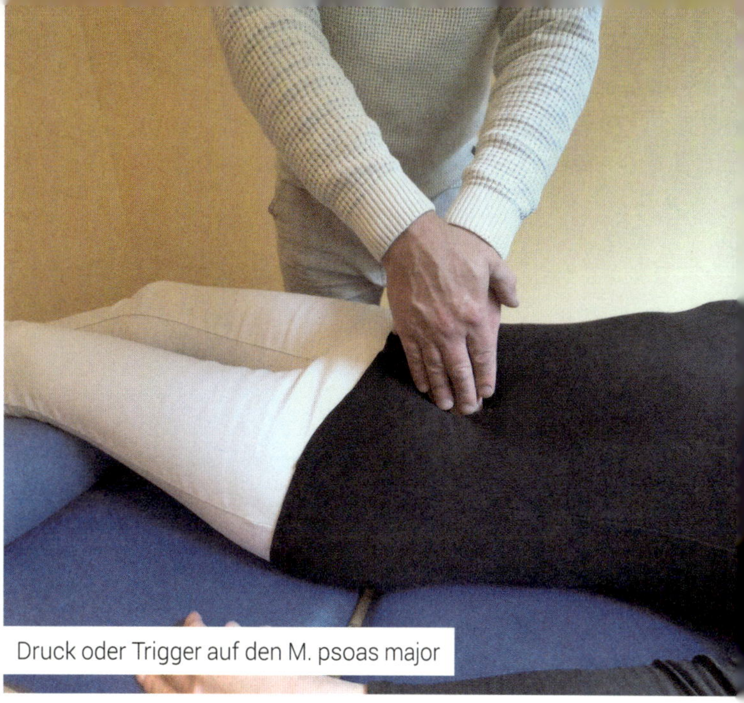

Druck oder Trigger auf den M. psoas major

Stelle der Hüftpfanne geschoben und die BLD gleicht sich aus. Die Hüftkorrektur nach Dorn ist immer als Hausübung für mindestens acht Wochen, vor dem Einschlafen im Bett, durchzuführen, um erneuten Dislokationen vorzubeugen.

Die zweithäufigste Ursache für eine BLD ist ein Hypertonus des M. psoas major. Dabei wird eine Beckenhälfte quasi hochgezogen und die Spina iliaca ist an der betroffenen Seite auch im Sitzen höher. Bei einer Überprüfung der Beinlängen in Rückenlage erscheint das betroffene Bein normalerweise kürzer, während die Crista iliaca an dieser Seite cranialer (weiter Richtung Kopf, oben) erscheint. In diesem Fall ist Druck oder Trigger auf den M. psoas major als zuverlässige und effiziente Therapie der BLD angebracht. Der M. psoas ist ein besonderer Muskel (*Lungenbraten* bei anderen Säugetieren!), der sehr stark mit dem emotionalen Körper und mit den Nieren in Verbindung steht. Deshalb steigt die Effizienz und Nachhaltigkeit von Druck/Trigger auf den Muskel durch zusätzliche Maßnahmen auf den emotionalen Körper (siehe Kapitel 2 *Emotionaler Körper*).

Natürlich gibt es viele weitere Möglichkeiten, welche zu einer BLD und einem Beckenschiefstand führen. Nach meinen persönlichen Aufzeichnungen in mehr als 10 Jahren lassen sich mit beiden Maßnahmen (Hüftkorrektur und Trigger des M. psoas major) über 80 Prozent aller Beinlängendifferenzen dauerhaft korrigieren und bei erneuter Vermessung der Beinlängen im Röntgen verifizieren. Die gängige orthopädische Lösungsmöglichkeit eines Schuhausgleiches ist dagegen nur sinnvoll, wenn alle anderen Möglichkeiten nicht zum gewünschten Resultat führen, da diese Methode für sehr viel Unruhe und Beschwerden im Sacrum und in der Wirbelsäule führt und normalerweise viel kostenintensiver ist.

Durch die Korrektur einer Beinlängendifferenz lassen sich Skoliosen und deren Auswirkungen auf einzelne Bandscheiben oder Spinalnerven sehr effizient behandeln.

Der nächste Schritt beschreibt die Überprüfung des Beckens auf Symmetrie.

Dabei sind zwei *Knochenmuckel* an der Vorderseite der Beckenschaufeln zu ertasten, die durch den Zug des M. sartorius (*Schneidermuskel*) geformt wurden. An dieser Stelle möchte ich Sie, geschätzte Leserinnen und Leser, noch einmal dazu ermutigen, einen Anatomieatlas zur optischen Unterstützung bei der weiteren Lektüre hinzuzuziehen. Diese *Knochenmuckel*, welche als **Spina iliaca anterior superior = SIAS** im Anatomieatlas zu finden sind, sind sehr gut am eigenen Körper tastbar.

Die Überprüfung der SIAS im Stand und abwechselndem Einbeinstand:

Die Lokalisation der Spina iliaca anterior superior (*vorderer oberer Darmbeinstachel = SIAS*) gibt, bei gleich langen Beinen, Aufschluss über die Symmetrie des Beckenrings. Asymmetrien des Beckens in Form einer Vor- oder Rückrotation einer Beckenhälfte (*Os ilium*, *Os pubis* und *Os ischium*) haben eine stark irritierende Wirkung auf die Schambeinfuge (*Symphysis pubica*) und die Kreuzdarmbeingelenke (*Iliosacralgelenke, ISG*). Bei einer Dislokation der Symphyse werden die Adduktorenmuskulatur sowie der M. gracilis hyperton verspannt.

Weder Triggerpunkttherapie, Dehnung noch Lebermeridianbehandlung helfen dauerhaft, die Hypertonie an der Oberschenkelinnenseite zu beseitigen, solange das Becken nicht symmetrisch ist. Die Hypertonie von M. adductor longus und M. gracilis basiert eher auf dem kläglichen Versuch, das Becken an der Symphyse symmetrisch zu ziehen.

Bei einer Asymmetrie des Beckens kommt es zusätzlich zu einer Irritation eines Iliosacralgelenks auf der verdrehten Seite oder gegenüber. Dies führt zu ISG-Blockaden, Irritationen des ISG und des N. ischiadicus, welche lokal am ISG, im Bereich des Engpasses des N. ischiadicus am M. piriformis und des N. femoralis am Leistenband (*Lig. inguinale*) spürbar werden können.

Zusätzlich kann man zwischen statischen und dynamischen Asymmetrien unterscheiden. Bei einer statischen Asymmetrie ist eine Beckenhälfte im Stand, Einbeinstand und in Rückenlage verdreht. Hauptursachen dafür sind Spannungen an der Ileocoecalklappe, durch Vernarbung nach Appendixentfernung, Spannungen im Sigmoid (*Enddarm*) und allen Anteilen des Dickdarms entlang der Beckenkämme sowie Verschiebungen der Temporalknochen und des Sphenoids im Schädel. Bei einer dynamischen Asymmetrie einer Beckenhälfte dreht diese immer bei Gewichtsbelastung nach vor (die SIAS der betroffenen Seite kippt tiefer) und in Rückenlage beziehungsweise bei Entlastung des betroffenen Beins erscheint das Becken wieder symmetrisch.

Resümee und Korrekturmöglichkeiten:

Bei einer statischen Asymmetrie kann mittels Armlängentest festgestellt werden, ob Anteile des Dickdarms (führt eher zu einer Rückrotation der Beckenschaufel an der betroffenen Seite = SIAS weiter oben), ein Hypertonus des M. psoas (führt eher zu einer Vorrotation der Beckenschaufel = SIAS weiter unten), das Sphenoid oder die Temporalknochen durch Druckprovokation als *Verursacher* der Beckenverschiebung infrage kommen. Dabei wird im Stehen bei locker hängenden Armen am Unterbauch medial beider SIAS, am M. psoas (halbe Distanz zwischen SIAS und Bauchnabel), an den Schläfen und rund um die Ohren kurz gedrückt und anschließend werden sofort die hängenden Arme zusammengeführt. Werden die Arme nach der Druckberührung ungleich lang – so zeigt sich der Armlängentest positiv. Hier lohnt es sich, zu behandeln oder zu berühren. Spannungen im Muskel- und Fasziensystem von Dickdarm und im M. psoas können in der Behandlung Maßnahmen mit sich führen, welche im emotionalen oder mentalen Körper zuerst gelöst werden müssen. Würde man nur rein chiropraktisch das Becken korrigieren, wäre die Wahrscheinlichkeit für eine erneute Verschiebung höher. Ziel der Behandlung ist, in Rückenlage eine symmetrische Position der SIAS zu erlangen.

Dann wird die Symphyse (*Schambeinfuge*) mittels Widerstandsadduktion (*Beine zusammenpressen*) und anschließend Abduktion (*Beine auseinanderpressen*) in Rückenlage bei aufgestellten Beinen korrigiert. Dabei ist meist ein Knacksen in der Schambeinfuge hörbar. Das Kreuzbein korrigiert sich meist bei der ersten Vorbeuge von selbst. Die Behandlung ist erst dann erfolgreich abgeschlossen, wenn im Stehen und im Liegen die SIAS auf gleicher Höhe sind und die SIPS (*Spina iliaca posterior superior, hinterer oberer Darmbeinstachel*) beim Vorbeugetest symmetrisch nach oben gehen.

Bei einer dynamischen (*instabilen*) Asymmetrie liegen die Ursachen oft bei einer Verletzung, wie sie beim Geburtsvorgang oder bei Stürzen mit Grätsche passieren. Bei einem instabilen Becken *kippt* eine Beckenhälfte bei Belastung des Beines (der Rotationspunkt liegt ventral des Hüftgelenkes) nach vorne und die SIAS liegt tiefer als gegenüber. In Rückenlage und bei Entlastung gleichen sich die SIAS wieder aus. Hier wird nach der Korrektur mittels Abduktorentraining und Beckenbodentraining über sechs Wochen das Becken stabilisiert. Als weitere häufige Ursachen für eine dynamische Beckenasymmetrie kommen die Schädelknochen in Frage. Dabei sind am häufigsten das Os sphenoidale und die Ossa temporalia die *Verursacher*. Behandlungen dieser Knochen erfordern oft Maßnahmen aus dem mentalen Körper, da diese Knochen in einer starken Wechselwirkung mit der Dura Mater (*harte Hirnhaut*) stehen. Oft genug beeinflussen unangepasste Erwartungen und Sichtweisen, falsche innere Überzeugungen und Glaubenssätze die Spannung und Position dieser Knochen. Oft genug berichten Personen nach einer Beckenkorrektur, wie sich Prioritäten, Dinge, die wichtig im Leben sind, verändern. Die Sichtweisen verändern sich.

Das Becken steht für Sicherheit und Stabilität. Sämtliche emotionalen Zerwürfnisse mit sich selbst, jedes Sich-selbst-infrage-Stellen, geht auf Kosten der Stabilität des Beckenrings. Jedes allzu angepasste gesellschaftliche Verhalten, welches der eigenen Natur zutiefst widerstrebt, beeinträchtigt auf Dauer die Stabilität des Beckenrings. Damit unser Fundament nicht aus den Fugen gerät, ist es wichtig, sich so zu akzeptieren, wie man ist, natürlich zu bleiben und zu eigenen Prägungen der Persönlichkeit zu stehen – sofern sich diese im legalen Raum befinden.

Erst wenn das Becken gut positioniert ist und symmetrisch funktioniert, macht es Sinn, sich den einzelnen Wirbel zu widmen.

Die Wirbelsäule unterteilt sich in folgende Segmente:

HWS – HALSWIRBELSÄULE

(*Columna vertebralis cervicalis* C1–C7), acht Spinalnervenpaare werden der HWS zugeordnet C1–C8, C1 (entspringt zwischen Occiput und C1), C8 (zwischen C7 und Th1), das Rückenmarkssegment C8 befindet sich in Höhe des 6.–7. Halswirbels, in Höhe des Processus spinosus (*Dornfortsatz*) von C6.

BWS – BRUSTWIRBELSÄULE

(*Columna vertebralis thoracalis* Th1–Th12), 12 Spinalnervenpaare werden der BWS zugeordnet Th1–Th12, das Rückenmarkssegment Th6 befindet sich in Höhe des 4.–5. Brustwirbels, in Höhe des Processus spinosus von Th3–4.

LWS – LENDENWIRBELSÄULE

(*Columna vertrebralis lumbalis* L1–L5), fünf Spinalnervenpaare werden der LWS zugeordnet L1–L5, das Rückenmarkssegment L1 befindet sich in Höhe des 10. Brustwirbels, in Höhe des Processus spinosus von Th10.

KREUZBEIN

(*Sacrum* [fünf verknöcherte Wirbel] S1–5), fünf Spinalnervenbahnen werden dem Sacrum zugeordnet S1–S5, die Rückenmarkssegmente S1–S5 befinden sich in Höhe des 12. Brustwirbels und 1. Lendenwirbels, in Höhe der Processi spinosi von Th12–L1.

STEISSBEIN

(*Os Coccygis*, meist drei bis vier verknöcherte Wirbel) Co1–Co2.

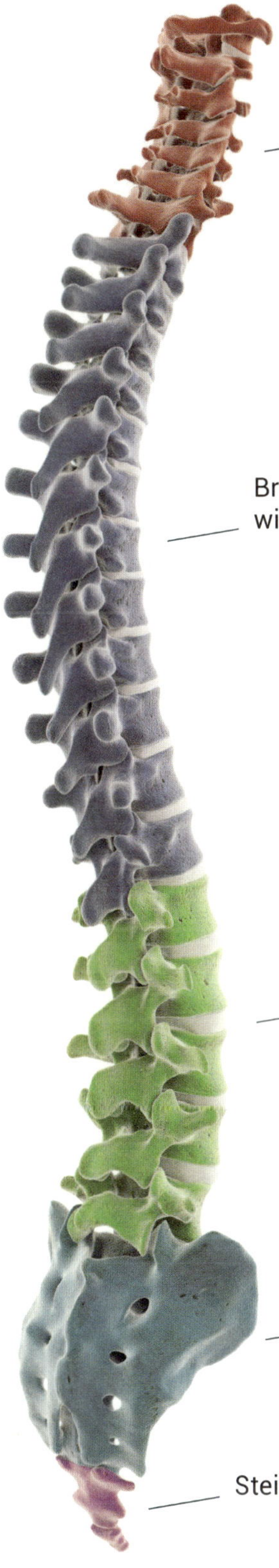

Die Korrektur einzelner Wirbel ist durch simplen Kontakt an den Dornfortsätzen möglich:
Die Berührung der Haut über den entsprechenden Dornfortsätzen löst eine unbewusste Lenkung der Aufmerksamkeit aus. Ist ein Wirbel verschoben, so fühlt sich der Processus spinosus abseits der Körpermitte befindlich an und wird, durch die hingelenkte Aufmerksamkeit, als unangenehm empfunden. Gleichzeitig beginnt der Körper ab einer gewissen Grundentspannung, mit ureigenen evolutionär angelegten Regulationsmechanismen den Wirbel zu korrigieren. Dabei beginnt sich der Dornfortsatz und damit der ganze Wirbel mit schlingernden Eigenbewegungen im Mikrometerbereich (*Motilität*) zu bewegen und findet meist nach wenigen Sekunden bis Minuten selbst in die korrigierte, entspannte Position zurück. Findet diese natürliche Selbstkorrektur eines Wirbels nicht statt, so gibt es triftige Gründe dafür, welche in faszialen Verbindungen der Organe an den Wirbeln begründet sein können (*emotionaler Körper*) oder an Spannungen der harten Hirnhaut (*Dura Mater*) liegen, welche die Korrektur eines Wirbels unmöglich machen (*mentaler Körper*). Hat ein Wirbel einen derartigen tiefer liegenden Grund für die Fehlstellung, so ist selbst eine Korrektur mit *harten* Methoden, wie Chiropraktik, nicht Erfolg versprechend, da sich die korrigierten Wirbel oft binnen Minuten wieder verstellen und die Beschwerden wiederkommen. Hier ist **zuerst** die tiefer liegende Ursache zu beseitigen, bevor ein Wirbel dauerhaft korrigiert werden kann. Das ist eine gut kalkulierbare *Gesetzmäßigkeit* in der berührenden Körperarbeit.

C1 ATLAS

Der Atlas hat bei bis zu 90 Prozent der Menschen feste Verwachsungen mit der Dura Mater – der harten Hirnhaut – und ist deshalb den Dynamiken der harten Hirnhaut sehr ausgeliefert. Seine Besonderheit liegt darin, dass er keinen Wirbelkörper und keinen Dornfortsatz hat. Er kann daher nur an seinen Querfortsätzen getastet werden, welche sich in einer Vertiefung hinter den Ohrläppchen befinden. Der Atlas gibt uns die geistige Ausrichtung in anatomischer Weise, aber auch in unserem Leben. Er besitzt starke Verbindungen zu den Kiefergelenken und dem Os sphenoidale (*Keilbein*). Besonders unsere Art zu denken, zu sehen und zu erwarten beeinflusst sowohl die Position des Atlas als auch die Spannungen der Atlasmuskulatur, der Faszien, und der Meningen (*Hirnhäute*). Die natürliche Eigenbewegung des Atlas ist eine horizontale Achterschleife. Ist diese Bewegung eingeschränkt, kann es zu unterschiedlichem Zug entlang der Rückenmuskulatur und des Fasziensystems (*hintere Faszienautobahn*, Dura Mater) kommen, sodass wir eine fasziale Beinlängendifferenz (*Beinlängendifferenz in Bauchlage*) feststellen können. Das Foramen intervertebrale (*Teil des Rückenmarkskanals*) liegt unter dem Foramen magnus des Schädels und somit nehmen die Meningen über die dortigen Verbindungen starken Einfluss auf Atlas und Os occipitale (*Hinterhauptbein, Schädelbasis*). Hier zeigt sich die enge Verbindung zum Kopf, zu unseren Gedanken und zum mentalen Körper. Des Weiteren spiegeln sich im 1. Halswirbel die Einflüsse von Leber, Galle, Magen und Milz durch das Meridiansystem. Die sensible Ausstrahlung des Atlas beinhaltet den gesamten Kopf bis zu den Augenbrauen. Gesichtsschmerzen und Augenhintergrundschmerzen (Cluster-Kopfschmerz) können weniger dem Atlas zugeordnet werden. Die Nervenwurzel C1 versorgt u. a. den M. geniohyoideus, welcher die Zunge hebt und den Unterkiefer senkt.

Einschätzung der Position und Dynamik des Atlas:

Die medizinische Literatur bietet über 20 Möglichkeiten zur Atlaskorrektur. Von *harten* Methoden, die den Atlas *zwangspositionieren*, rate ich generell ab. Ebenso sind alle *Heilversprechen*, welche die Atlaskorrektur als einmaliges und ultimatives Ereignis präsentieren, reine Scharlatanerie!

Der Atlas verschiebt sich innerhalb von Minuten aus der korrigierten Position in die Fehlstellung, sofern er Gründe dafür hat – meist aufgrund von Dynamiken der Dura Mater. Diese Spannungen der Dura Mater (*harte Hirnhaut*) zeigen sich als *Denkmuster*, in dem betreffende Personen die Freiheit und Erlösung in die Zukunft projizieren (z. B. *Wenn die Kinder ausgezogen sind, gehe ich auf Weltreise* oder: *Wenn die Schulden abbezahlt sind, kann ich diesen sch… Job kündigen*). Diese Dynamiken reichen weit bis in den mentalen Körper hinein und sind normalerweise mit einer Form von Sabotage des *Schicksals* verknüpft – das heißt, wenn es so weit ist, kommt gerne ein Ereignis, das sämtliche Planung zunichtemacht. Klinisch machen sich diese Dura-Spannungen durch Beinlängendifferenzen in Bauchlage bemerkbar, welche sich durch Kopfdrehen unmittelbar verändern.

Hier geht´s zum Video
DER ATLAS – 1. Halswirbel

Resümee und Korrekturmöglichkeiten:

1.: Lockerung des Atlas vom Occiput in Rückenlage.

Dabei ruht der Kopf auf den aufgestellten Fingerkuppen der Langfinger. Durch das Gewicht des Kopfes und dem gleichmäßigen der Fingerkuppen zwischen Bl10 und G20 auf die Muskulatur und Faszien, welche den Atlas umgeben, kommt es zu einer Lockerung der Spannung am Atlanto-Occipitalgelenk und damit zu einer Entspannung des Gewebes um die Nervenwurzel C1. Bei Personen mit starker mentaler Kraft, bis hin zur *Verbissenheit*, lohnt es sich, gleichzeitig die Daumen auf die Kiefergelenke zu positionieren.

2.: Beurteilung des dominanten Querfortsatzes des Atlas und Korrektur des Atlas aufgrund seiner natürlichen Eigenbewegung.

Dabei wird bei sanftem Druck auf den dominanten Querfortsatz (3E17) der Kopf in die Gegenrichtung rotiert und der Druck wird so lange gehalten, bis im Atlanto-Occipitalgelenk eine leichte Lateralflexion möglich wird. Dann wird zuerst die Rotation aufgehoben (wobei oftmals ein *Knacksen* des Atlas hörbar ist) und anschließend die Lateralflexion auf die Mittelposition des Kopfes zurückgestellt. Nun sollten beide Querfortsätze wieder gleich dominant spürbar sein. Diese Technik beruht auf Entspannung der Atlasmuskulatur und darf **niemals** mit Gewalt durchgeführt werden.

3.: Die Korrektur des Atlas erfolgt im mentalen Körper.

Dabei wird die Auflösung von Verspannungen der Dura Mater im Bereich des Atlas provoziert. Diese Technik erfolgt in Bauchlage im Bereich eines Querfortsatzes des Atlas und wird ausführlich im Kapitel 3 **Mentaler Körper** als Phase 2 beschrieben.

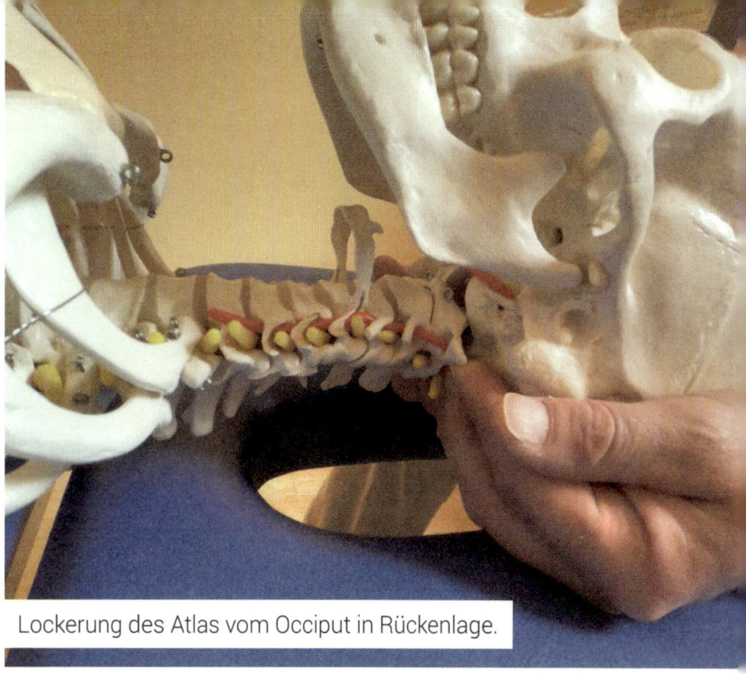
Lockerung des Atlas vom Occiput in Rückenlage.

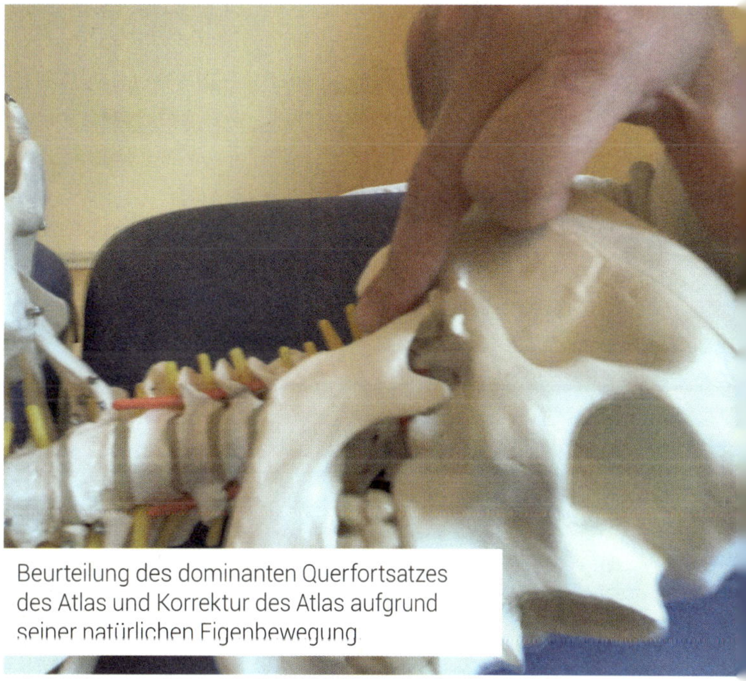
Beurteilung des dominanten Querfortsatzes des Atlas und Korrektur des Atlas aufgrund seiner natürlichen Eigenbewegung

Die Position des Atlas ist auch über Stimulation am Meridiansystem veränderbar. Tiefe, gefühlvolle Akupressur am Gallenblasenmeridian, Magenmeridian oder am Dünndarmmeridian ist in der Lage, die

Position des ersten Halswirbels zu korrigieren. Der Atlas besitzt auch viele *Freundschaften* im Körper, er reagiert gerne mit anderen Strukturen, wie dem Os sphenoidale (*Keilbein*), den Kiefergelenken, dem Unterkiefer (*Mandibula*) oder dem Kreuzbein, gemeinsam. Deshalb ist es in einer therapeutischen Sitzung essenziell für den dauerhaften Erfolg wichtig, die Positionen der *Freunde* zu beurteilen und gegebenenfalls zu korrigieren. Die Zähne, die Kiefergelenke, Atlas und Axis bilden zusammen, in Bezug auf Haltungs- und psychologische Reflexe, eines der am meisten untereinander verbundenen Gebiete des Körpers. Es erhöht die Effizienz der Behandlung, bei Kontakt mit dem Atlas (an den Querfortsätzen) auch weitere Strukturen, wie die Kiefergelenke, gleichzeitig mit zu behandeln. Gleichzeitig verändert der 1. Halswirbel die Dynamik seiner Eigenbewegung, wenn man andere Strukturen mit behandelt.

Kiefergelenke und Atlas

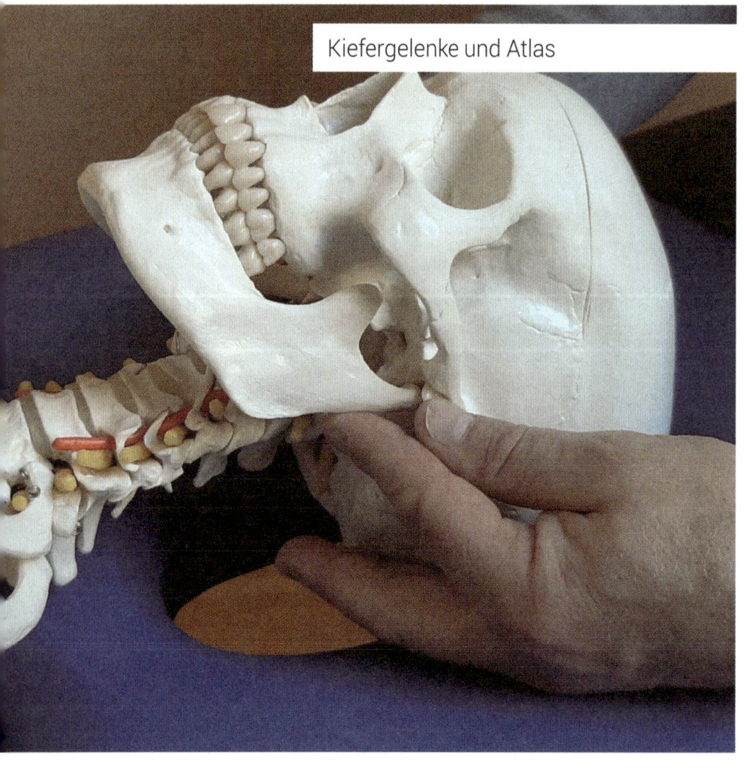

In der berührenden Körperarbeit ist das *Verbinden* von Strukturen, welche sich ohnehin gegenseitig beeinflussen, oft zielführend, weil dadurch *Konflikte* zwischen diesen Strukturen dauerhaft beigelegt werden können. Interessant ist die starke Verbindung zwischen der anatomischen Position des Atlas und der Geisteshaltung einer Person. Selbst bei einer Gesprächsführung oder psychotherapeutischen Sitzung, in der neue Ideen und Ansichtsweisen zu einem Problem erörtert werden, verändert sich die Position des 1. Halswirbels nachweislich.

C2 AXIS

Der 2. Halswirbel hat bei 100 Prozent der Menschen feste Verwachsungen mit der Dura Mater. Um den Axis dreht der Kopf. Seine Besonderheit liegt am sogenannten Dens axis, dem Zahn, welcher den Axis mit dem Atlas verbindet (wahrscheinlich ist der Dens der *fehlende* Wirbelkörper des Atlas). Diese Verbindung wird durch ein sehr starkes Band (*Lig. transversum atlantis*) gestützt. Der Axis hat einen sehr großen, rundlichen Dornfortsatz, welcher stark prominent unterhalb des Occipitalrandes palpierbar ist. Die natürliche Bewegung (*Motilität*) des Axis ähnelt einer Ellipsenform. Der Axis steht in starker Verbindung mit unserem ICH-Bewusstsein (Ego), mit unserem Herz (*sympathisch über Ganglion cervicale superius*) und mit unseren Ohren (*N. auricularis magnus*). Anhand der Position des Axis lässt sich mit annähernd 100 %iger Sicherheit das Selbstbild und die Selbstwahrnehmung eines Menschen beurteilen. Personen, die sich durch Leistungen definieren, besitzen meist einen

Hier geht´s zum Video
DER AXIS – 2. Halswirbel

linksrotierten Axis (der Dornfortsatz ist rechts der Mittellinie). Personen, welche sich mehr durch die emotionale Qualität ihrer Handlungen (*Es muss sich gut und richtig anfühlen*) definieren, haben gehäuft einen rechtsrotierten Axis. Des Weiteren spiegeln sich im 2. Halswirbel Einflüsse der Nieren und der Blase über das Meridiansystem. Die sensible Ausstrahlung des Axis beinhaltet den Kopf vom Occipitalrand bis hin zum Haaransatz. Die Nervenwurzel C2 versorgt u. a. den M. omohyoidemus, der das Zungenbein senkt.

Die faszialen und muskulären Spannungen rund um den Axis wechseln ständig, abhängig von dem momentanen Empfinden, der Selbstakzeptanz und -liebe, den Gedanken über sich selbst und über die Umwelt als *Spiegel* der eigenen Existenz. Während einer psychotherapeutischen Sitzung, in der Personen offen über sich selbst und die Konflikte mit der Umwelt oder mit der eigenen Selbstakzeptanz reden, verändert sich die Position des Axis ständig mit und korrigiert sich meist selbst, sofern Frieden mit sich und der Umwelt spürbar wird. Wird vonseiten der berührenden Körperarbeit der Axis korrigiert und die Spannungen im umliegenden Muskel- und Bindegewebe abgebaut, so verändert sich auch die Qualität der Gefühle und der Gedanken ins Positive. Körper und Psyche sind im Axis vereint und beeinflussen sich gegenseitig.

Einschätzung der Position und Dynamik des Axis:
Der Dornfortsatz des Axis ist in Rückenlage sehr leicht zu palpieren. Erfahrungsgemäß ist er durch eine häufigere Linksrotation des Wirbels rechts der Körpermitte zu finden. Der Axis ist ein Spiegel unseres Selbstbildes und dessen Position gibt einen Hinweis darauf, wie sich Personen selbst sehen. Definiert jemand seine Existenz sehr über Leistung, so neigt C2 zu einer Linksrotation (der Dornfortsatz des Axis ist rechts der Körpermitte). Bei Personen, die bloßes **sein** als erfüllend empfinden, ist C2 meist spannungsfrei und gut positioniert. Personen, welche sich als emotionales, empfindsames Wesen wahrnehmen, neigen zu einer Rechtsrotation (der Dornfortsatz ist links der Körpermitte).

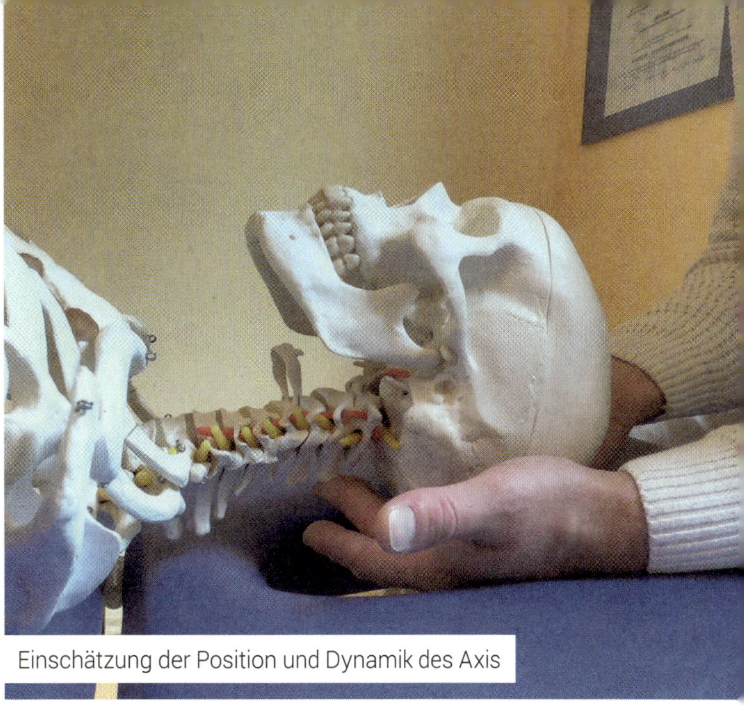
Einschätzung der Position und Dynamik des Axis

Der 2. Halswirbel lässt sich, genauso wie der Atlas, durch Gesprächsführung und Psychotherapie in seiner Position verändern. Eine sehr beständige Freundschaft zum 4. Lendenwirbel (beide Wirbel reagieren gerne gemeinsam) macht den Axis zum häufigen Drahtzieher von Pathologien, welche die Nervenwurzel L4 und somit den N. ischiadicus betreffen. Oft genug sind Schuldgefühle und der resultierende innere Antrieb, es allen recht zu machen, die Ursache von Bandscheibenvorfällen in diesem Bereich.

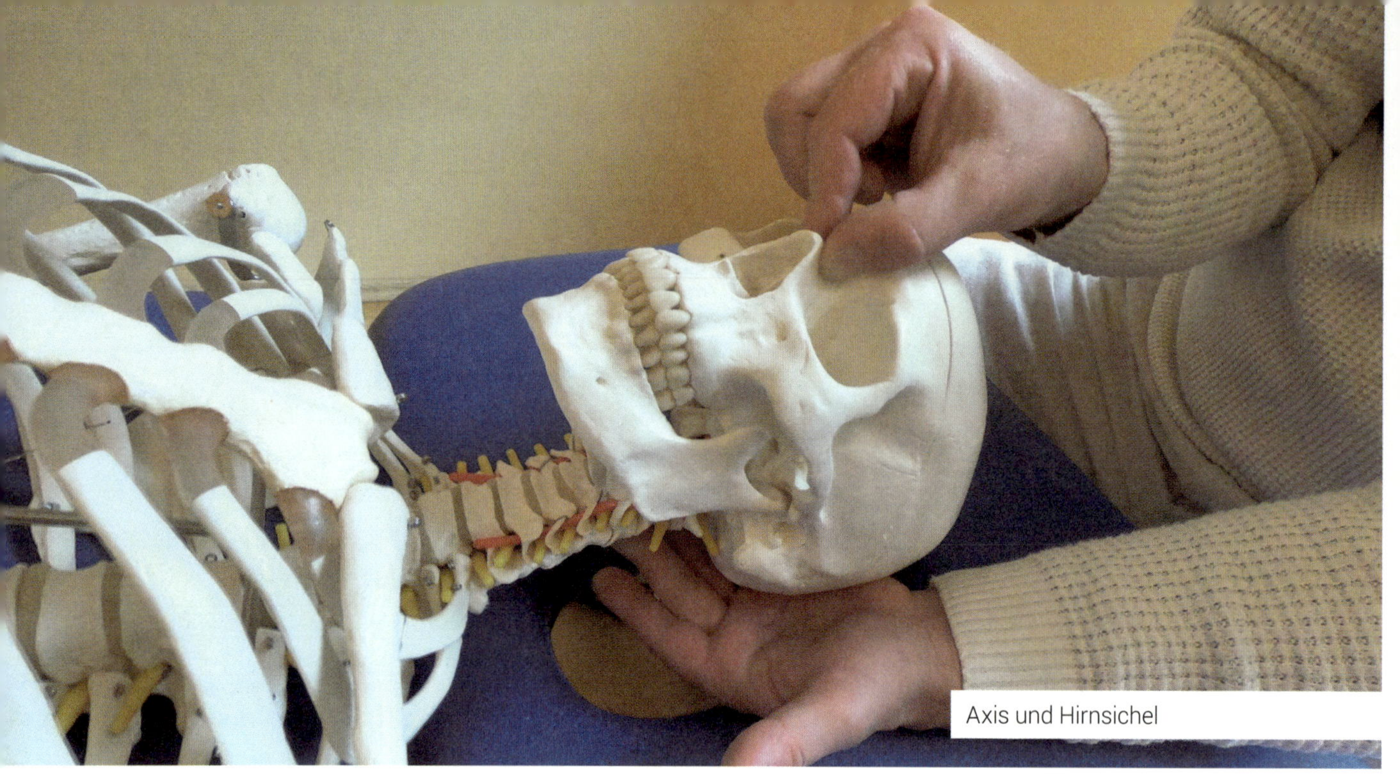

Axis und Hirnsichel

Resümee und Korrekturmöglichkeiten:

1.: Die Motilität (selbstorganisierende Eigenbewegung eines Gewebes) des Axis wird am Dornfortsatz in Rückenlage initiiert, um eine generelle Entspannung der anliegenden Muskulatur und Faszien einzuleiten.

Oft, bei tagesverfassungsgemäßen Dysbalancen, organisiert sich der Axis durch seine Eigenmotilität selbst. Erfahrungsgemäß beschleunigt ein zweiter Kontaktgriff an der Nasenwurzel bei B12 (dabei werden Spannungen der Hirnsichel [*Falx Cerebri*], welche C2 beeinflussen, mit einbezogen) die Neupositionierung des Axis durch die Dynamik der Dura Mater (*harte Hirnhaut*).

2.: Die Korrektur des Axis erfolgt im mentalen Körper.

Dabei wird die Auflösung von Verspannungen der Dura Mater im Bereich des Axis provoziert. Diese Technik erfolgt in Bauchlage im Bereich zwischen Dorn- und Querfortsatz des Axis und wird ausführlich im Kapitel 3 **Mentaler Körper** unter der meningealen (durch Spannungen der harten Hirnhaut – Dura Mater) Phase 4 *In der Kontrolle fixiert* beschrieben. Die harte Hirnhaut beeinflusst alle mit ihr verwachsenen Strukturen in sehr hohem Maß. So kann jeder Schädelknochen und die gesamte reziproke Spannungsmembran, bestehend aus der Falx cerebri (*Hirnsichel*) und dem Tentorium cerebelli (*Hirnsegel*) Verursacher einer Fehlstellung des Axis sein, welche bei rein chiropraktischer Korrektur eine erneute Fehlstellung des Axis wieder ermöglichen. Gerade die starke Verwachsung des Axis mit der Dura Mater macht den Wirbel zu einem *Zahnrad in einem knöchernen und faszialen Getriebe, das Charakter prägt, fühlbar macht und den Charakter speichert und fixiert.*

Die starke Verbindung des Axis zu unserem psychologischen Selbstbild ist legendär. Schuldgefühle, Zwänge, Selbstaufopferung, ständiges Funktionieren, Stress, Perfektionismus und Rechthaberei haben einen unmittelbaren Einfluss auf die Position des

2. Halswirbels und tragen so zu Pathologien am Bewegungsapparat bei. Das Paradebeispiel schlechthin ist der Bandscheibenvorfall zwischen 4. und 5. Lendenwirbel mit Druck auf die Nervenwurzel L4, was zu Taubheit an der Innenseite des Unterschenkels und auch zur Lähmung des Vorfußhebers (*M. tibialis anterior*) führen kann. Durch die starke Verbindung des Axis zum 4. Lendenwirbel sind normalerweise BEIDE Wirbel verschoben – was letztendlich zur Entstehung des Bandscheibenvorfalls (*Discusprolaps*) führt. Würde man in diesem Fall nur den 4. Lendenwirbel korrigieren, ohne sich um die Position des Axis zu kümmern, wäre es *gut fürs Geschäft, aber schlecht fürs Image* – die Korrektur würde kaum dauerhaft halten. Auch bei Erkrankungen des Gehörs (Tinnitus, Hörsturz, Schwerhörigkeit und Taubheit) und Kopfschmerzen (vom Hinterkopf bis zum Haaransatz) spielt die Position des Axis eine wichtige, oft entscheidende Rolle.

Das Selbstbild spiegelt sich vor allem in der *Erwartungshaltung an sich selber* wider. Die Spannungen der Maxillae (*Oberkieferknochen*), des Dickdarms, der Nieren und des 2. Halswirbels sind die körperliche Manifestation der eigenen Erwartungshaltung. Dementsprechend funktioniert auch der psychologische Zugang, der die Position des Axis durch Formung eines ausgeglichenen Selbstbilds durch die Gesprächsführung beeinflusst.

Im Meridiansystem sind es vor allem der Nierenmeridian und der Dickdarmmeridian, welche die Position des 2. Halswirbels und damit das Selbstbild beeinflussen (Di18 liegt direkt am Querfortsatz des Axis).

C3

Der 3. Halswirbel hat bei 50 Prozent der Menschen feste Verwachsungen mit der Dura Mater. Er ist der erste *normal* anmutende Halswirbel. C3 ist der Wirbel unserer Kommunikation und steht sowohl mit dem Os hyoideum (*Zungenbein*) samt Kehlkopf und Herz in faszialer Verbindung als auch mit den Ohren in nervaler Verbindung (hören und gehört werden). Das dominante Element ist Wasser. Der 3. Halswirbel hat einen starken Einfluss auf cervikal begründete Formen von Tinnitus. Die sensible Ausstrahlung von C3 betrifft den Hinterkopf (*Occiput*).
Die Nervenwurzel C3 versorgt u. a. das Zwerchfell und den Schulterblattheber.

Einschätzung der Position und Dynamik von C3:
Der Dornfortsatz von C3 ist palpatorisch weniger auffällig wie der darüberliegende Dornfortsatz von C2. Bei Personen, welche bei der Arbeit mit der Dura Mater im Rückenmarkskanal (z. B. Duraziehen) rasch zu schlucken beginnen, ist eine Verwachsung von C3 mit der Dura anzunehmen.

Resümee und Korrekturmöglichkeiten:
Die Korrektur von C3 kann über den Kontakt am Dornfortsatz initiiert werden. Durch die starke nervale und fasziale Verbindung des 3. Halswirbels zu unserem Kehlkopf und dem Zungenbein (*Os hyoideum*) eignet sich ein verbindender Kontakt besonders, indem man den Dornfortsatz und mit der anderen Hand das Zungenbein kontaktiert. Gerade bei der Behandlung von Tinnitus eignet sich als vorbereitende Technik, das Hirnsegel (*Tentorium cerebrum*) über die Ohren zu entspannen.

C4 / C5

Ab dem 4. Halswirbel bis zum letzten Lendenwirbel bestehen naturgemäß keine Verwachsungen mit der Dura Mater. C4 ist der cranialste (oberste) Halswirbel, der bereits mit einem Oberbauchorgan, dem Magen, über Faszienzüge in Verbindung steht. Die dominanten Elemente sind Metall und Erde. Die Nervenwurzel C4 (zwischen 3. und 4. Halswirbel) fließt in den N. dorsalis scapulae, N. subclavius und N. suprascapularis, die Wurzel C5 fließt zusätzlich in den N. musculocutaneus, N. radialis und N. axillaris. Versorgt werden u. a. die Mm. rhomboideii und der M. deltoideus. Die sensible Ausstrahlung der Nervenwurzel C4 (Sternoclavikulargelenk und Acromioclavikulargelenk) beschränkt sich auf den Nacken. Die sensible Ausstrahlung der Nervenwurzel C5 (Glenohumeralgelenk) ist in die obere Extremität bis distal zum Handgelenk.

Einschätzung der Position und Dynamik von C4 und C5:

Die Dornfortsätze von 4. und 5. Halswirbel sind palpatorisch in Rückenlage schlecht wahrzunehmen. Anatomisch weisen die Dornfortsätze normalerweise eine Gabelung auf, die einer größeren Überstreckungsfreiheit bei der Extension dient.

Resümee und Korrekturmöglichkeiten:

Die beiden Wirbel reagieren sehr gut auf Initiierung der Motilität durch Kontakt an den Dornfortsätzen, auch wenn anfängliche palpatorische Unsicherheiten dabei normal sind. Die Initiierung der Motilität kann durch mentalen Fokus auf Wasser oder Meeresbrandung oder durch sanfte Provokation des Wirbels IN die Fehlstellung passieren, wodurch eine reagierende fasziale Spannung den Wirbel wieder zu positionieren versucht. Die Spannungen des Magens werden über Kontakt an der Cardia (Schließmuskel des Mageneingangs, der sich 2 cm links der Körpermitte unter dem Rippenbogen befindet) mit gleichzeitiger, wiederholter Flexion (Richtung *Hände hoch* Position) der linken oberen Extremität gelockert. Diese Spannung tritt gerne in Kombination mit Einschlafschwierigkeiten, ständiger Sorge oder ständigem Zurückstecken im Leben auf.

C6

Der 6. Halswirbel ist der unterste Wirbel mit minimalem parasympathischem Einfluss. Bei der Kopfbewegung nach hinten (Extension) verschwindet palpatorisch der Dornfortsatz. C6 steht über Faszienzüge mit den Organen Leber und Galle in Verbindung. Die Nervenwurzel C6 fließt in den N. musculocutaneus, N. medianus und N. radialis sowie zum M. biceps brachii und zum M. brachialis (Ellenbeuger). Die sensible Ausstrahlung der Nervenwurzel C6 reicht von der lateralen (seitlichen) Oberarmmitte bis zum Daumen.

Einschätzung der Position und Dynamik von C6:

Der 6. Halswirbel wird oft über Faszienzüge der Leber auf den 7. Halswirbel *angepresst*. Dabei fühlen die Betroffenen regulär einen *brennenden* Schmerz im Nacken, meist beidseits.

Resümee und Korrekturmöglichkeiten:

Die faszialen Spannungen der Leber und Galle werden über breitflächigen Kontakt am rechten Rippenbogen mit gleichzeitiger, wiederholter Flexion der rechten oberen Extremität gelockert. Allein diese Technik reicht aus, um den *brennenden* Nackenschmerz zu lösen, ohne C6 korrigiert zu haben. Die Korrektur von C6 erfolgt über Initiierung der Motilität über Kontakt am Dornfortsatz.

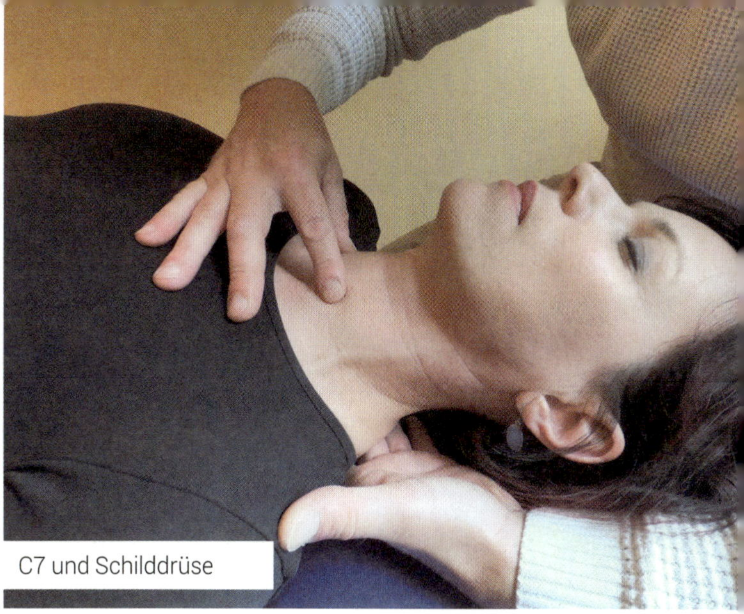

C7 und Schilddrüse

C7 VERTEBRA PROMINENS

Ab dem 7. Halswirbel nach caudal (unten) bis zum Rückenmarkssegment L5 (in Höhe des 12. Brustwirbels) ist ausschließlich der Einfluss des Sympathikus im Spinalnervensystem vorhanden. Zwischen 6. und 7. Halswirbel ist eine energetische Trennlinie in der Aura spürbar. Wie der Name sagt, ist C7 ein deutlich *hervorstehender* und gut spürbarer Wirbel (dort wo der *Kummerbuckel* ist). Die zentrale Frage stellt sich: *Wie viel bin ich mir selbst wert, mein Leben so zu gestalten, dass es mir gut geht.* Über die Faszienzüge steht er mit den Organen Magen, Leber, Galle, Dickdarm und Schilddrüse in Verbindung.

C7 ist **der** Schlüsselwirbel bei Problemen in Schulter, Ellbogen und Hand. Die Nervenwurzeln C7 und C8 sind wie Dirigenten, die das Zusammenspiel der Muskulatur am Glenohumeralgelenk, Ellbogen- und Handgelenk koordinieren. Viele Beschwerden wie Bursitis subacromialis, Tendinitis calcarea des M. supraspinatus oder die Tendinitis des M. extensor carpi radialis brevis (Tennisellbogen Typ II) haben die Ursache in einem dislozierten Vertebra prominens. Die Nervenwurzel C7 fließt in den N. musculocutaneus, den N. medianus, N. radialis, N. ulnaris, N. thoracodorsalis, N. thoraticus longus und die Nn. subscapulares und die Fingerstreckmuskulatur. Die sensible Ausstrahlung der Nervenwurzel C7 betrifft palmar (handflächenseitig) den Zeige- und Mittelfinger sowie die radiale (daumenseitige) Hälfte des Ringfingers. Die Nervenwurzel C8 fließt in den N. medianus, N. ulnaris, N. cutaneus antebrachii medialis und N. thoracodorsalis sowie in die Fingerbeugemuskulatur. Die sensible Ausstrahlung der Nervenwurzel C8 betrifft den kleinen Finger sowie die kleinfingerseitige Hälfte des Ringfingers.

Einschätzung der Position und Dynamik von C7:

Der 7. Halswirbel steht stark mit der Halsfaszie in Verbindung. Durch seine energetischen Verbindungen zum Meridiansystem wird dieser in der traditionell chinesischen Massage als die *Spinne* bezeichnet, gleich den Spinnenbeinen, welche die Meridianverbindungen darstellen.

Resümee und Korrekturmöglichkeiten:

Der Wirbel C7 eignet sich gut zum Lockern und Positionieren durch eine einfache Cranio-Behandlung der Halsfaszien. Bei dieser Technik, die in Rückenlage durchgeführt wird, berührt man mit einer Fingerkuppe den Dornfortsatz, Daumen und Zeigefinger der anderen Hand werden über den

Schlüsselbeinen an der Schilddrüse positioniert. Besonders die hormonelle Situation der Schilddrüse verbessert sich durch diesen Kontakt oft schlagartig, wenn auch manchmal nur von kurzer Dauer.

Nach Entspannung der Halsfaszie, kann die Korrektur von C7 über Initiierung der Motilität über Kontakt am Dornfortsatz erfolgen (dieselbe Technik wie C6).

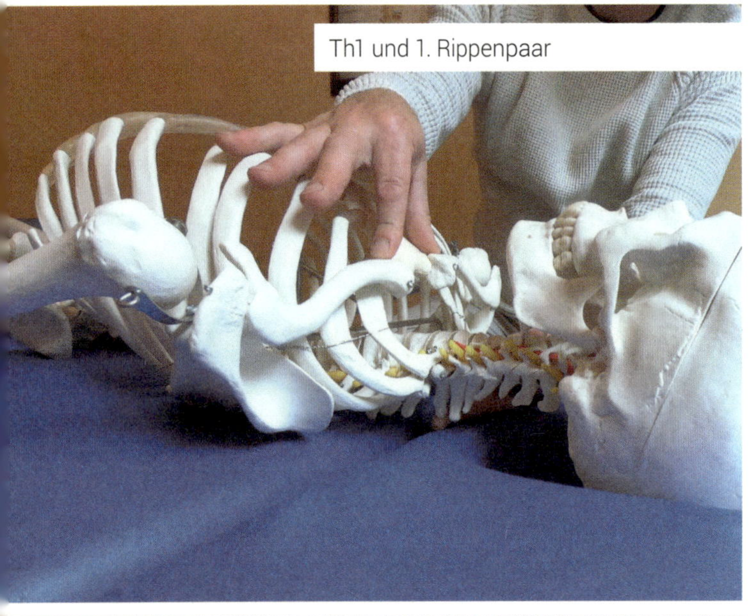
Th1 und 1. Rippenpaar

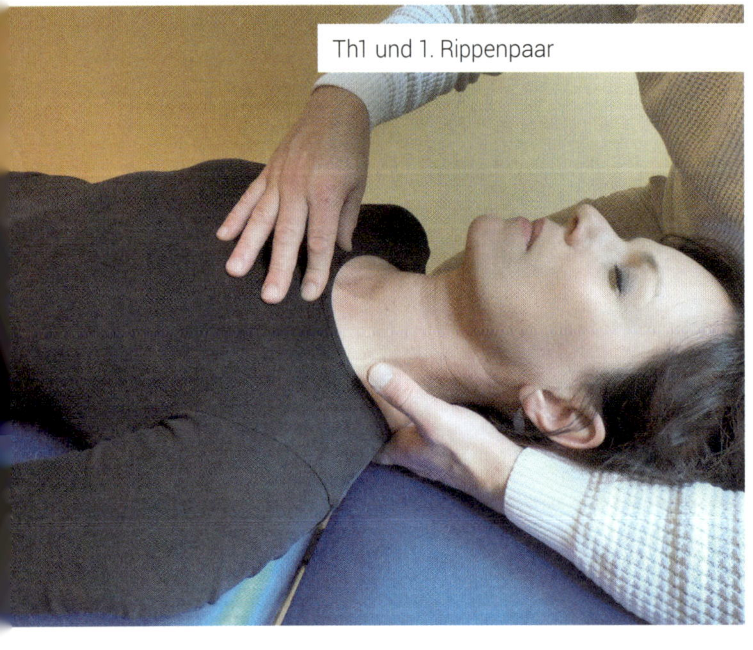
Th1 und 1. Rippenpaar

TH1

Der 1. Brustwirbel und das erste Rippenpaar stehen über die Faszienzüge mit der Lunge bzw. der Trachea (*Luftröhre*) in Verbindung. Die 1. Rippe ist der wichtigste Stabilisator für die Clavicula (*Schlüsselbein*). Die Nervenwurzel Th1 fließt in den N. medianus, N. ulnaris, Nn. cutaneus (ante) brachii mediales und versorgt die Zwischenfingermuskulatur. Die sensible Ausstrahlung der Nervenwurzel Th1 betrifft den ulnaren (*kleinfingerseitigen*) Unterarm sowie den kleinen Finger und die kleinfingerseitige Hälfte des Ringfingers. Psychologisch gesehen spiegelt sich im 1. Brustwirbel der Rahmen und die Freiheit für die eigene persönliche Entwicklung. Mechanisch gesehen bestimmt die Position von Th1 den Bewegungsradius in den Schultergelenken.

Einschätzung der Position und Dynamik von Th1:

Dieser Wirbel bestimmt über die 1. Rippe die Position der Clavicula und der Scapula und hat starke Auswirkungen auf die Position des Sternoclaviculargelenks, des Acromioclaviculargelenks und des Glenohumeralgelenks und damit des gesamten Arms. Das beidseitige Drücken von Lu1 (an der Vorderseite der Schultergelenke) ist eine gute Vorbereitung zur Lockerung der Halsfaszien und Thoraxfaszien.

Resümee und Korrekturmöglichkeiten:

Der 1. Brustwirbel eignet sich gut zum Lockern und Positionieren durch eine einfache Cranio-Behandlung der Halsfaszie. Bei dieser Technik, die in Rückenlage durchgeführt wird, berührt man mit einer Fingerkuppe den Dornfortsatz, Daumen und Zeigefinger der anderen Hand werden unter den Schlüsselbeinen (auf N27 beidseits) positioniert. Nach Entspannung der Halsfaszie und Lockerung der 1. Rippe kann die Korrektur von Th1 über Initiierung der Motilität über Kontakt am Dornfortsatz erfolgen.

TH2

Am 2. Brustwirbel spiegeln sich die Einflüsse von unserem zentralen Organ, dem Herz. Bei Fehlstellung kann es zu körperlichen Symptomen, wie Herzrasen, Enge, Panik und Beklemmungsgefühlen (wie Angina pectoris), kommen, obwohl EKG und Ultraschalluntersuchung unauffällig sein können. Das dominante Element ist Feuer. Die Nervenwurzel Th2 fließt in den N. ulnaris, N. intercostobrachialis und N. cutaneus brachii medialis. Die sensible Ausstrahlung der Nervenwurzel Th2 betrifft den Brustkorb.

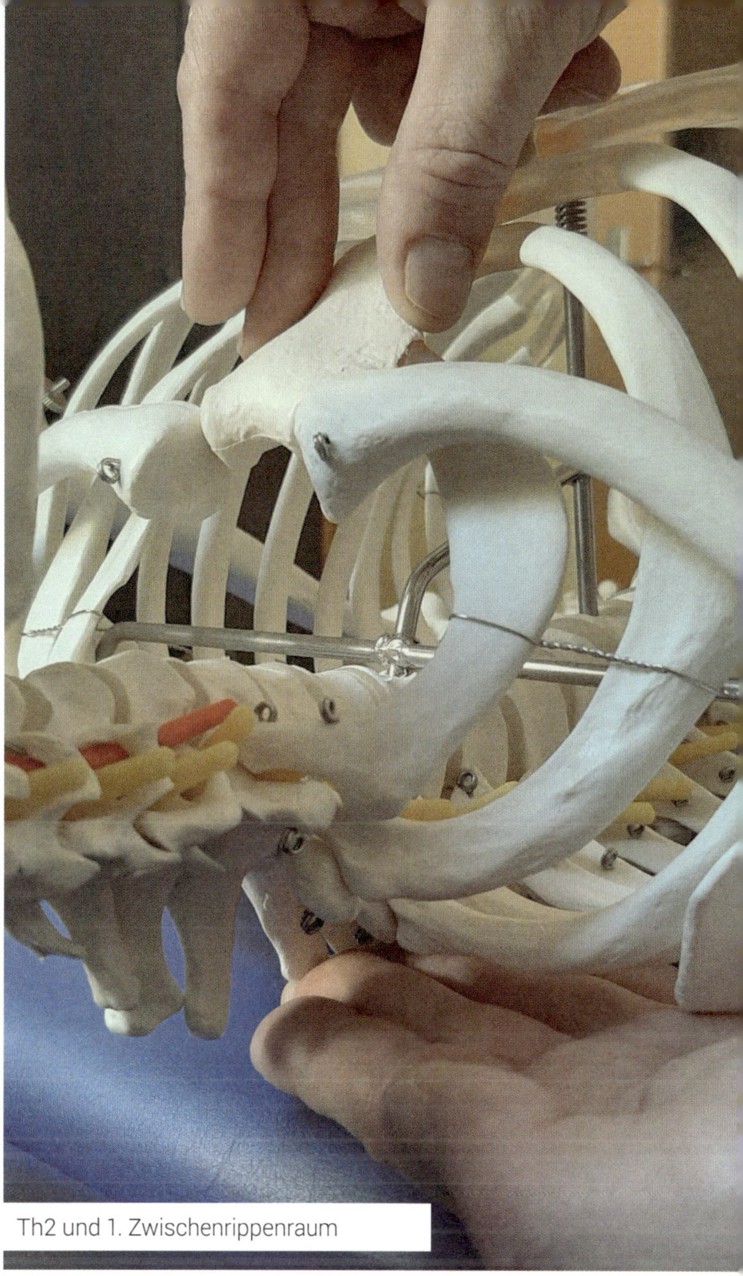

Th2 und 1. Zwischenrippenraum

Einschätzung der Position und Dynamik von Th2:

Der 2. Brustwirbel ist der Herzwirbel und hat starke Verbindungen zum Perikard. Das beidseitige Drücken des Nierenmeridians an den Intercostalräumen neben dem Sternum lockert die Thoraxfaszien und dient als gute Vorbereitung für eine Neupositionierung von Th2. Häufig gibt es bei dieser Technik emotionale Reaktionen, meist Trauer, wie in Kapitel 2 *Emotionaler Körper* beschrieben.

Resümee und Korrekturmöglichkeiten:

Der 2. Brustwirbel eignet sich gut zum Lockern und Positionieren durch eine einfache Cranio-Behandlung der Thoraxfaszien. Bei dieser Technik, die in Rückenlage durchgeführt wird, berührt man mit einer Fingerkuppe den Dornfortsatz, die andere Hand positioniert sich mit Daumen und Zeigefinger in den Zwischenrippenräumen neben dem Brustbein. Mit diesem Kontakt können auch sympathische nervale Dysregulationen des Herzens erfolgreich behandelt werden. Nach Entspannung der Thoraxfaszien und Lockerung der 2. Rippe kann die Korrektur von Th2 über Initiierung der Motilität über Kontakt am Dornfortsatz erfolgen.

Da die Nervenwurzel Th2 (entspringt zwischen 2. und 3. Brustwirbel) unser Herz mit den erregenden Impulsen (Sympathisch, Herz schlägt kräftiger und schneller) versorgt, hat die Position des 2. Brustwirbels einen unmittelbaren Einfluss bei Vorhandensein von Extrasystolen, Angina-pectoris-Symptomen sowie bei Erhöhung des Blutdrucks in Ruhe – sofern beim Herz selbst keine Ursache gefunden werden kann. Deshalb ist bei allen Herzbeschwerden **zuerst** eine medizinische Abklärung (EKG, Ultraschall, Blutbild usw.) notwendig. Erst wenn die Untersuchungen am Herz ergebnislos sind und die Beschwerden immer noch auftreten, ist eine Behandlung über die Nervenwurzel Th2 angebracht.

TH3

Der 3. Brustwirbel ist über die Faszienzüge mit der Lunge bzw. der Trachea verbunden. Das dominante Element ist Metall. Die Nervenwurzel Th3 innerviert sympathisch die Lunge. In den Intercostalräumen zwischen 3. und 4. Brustwirbel befinden sich die Zustimmungspunkte der Lunge am Meridiansystem (*Yu-Punkte*).

Einschätzung der Position und Dynamik von Th3:

Dieser Wirbel steht ebenfalls sehr stark mit den Thoraxfaszien und der entsprechenden Intercostalmuskulatur (Zwischenrippen-Muskulatur) in Verbindung. Die Nervenwurzel Th3 (zwischen 3. und 4. Brustwirbel) steigert das Atemvermögen der Lunge durch eine Erweiterung der Ringmuskulatur am Eingang der Bronchien.

Resümee und Korrekturmöglichkeiten:

Der 3. Brustwirbel eignet sich gut zum Lockern und Positionieren durch eine einfache Cranio-Behandlung der Thoraxfaszien. Bei dieser Technik, die in Rückenlage durchgeführt wird, berührt man mit einer Fingerkuppe den Dornfortsatz, Daumen und Zeigefinger der anderen Hand werden auf den Intercostalräumen neben dem Sternum, mit Druck auf die Muskulatur, positioniert. Dabei werden die spannungsreichsten Intercostalräume am Nierenmeridian bevorzugt behandelt. Nach Entspannung der Thoraxfaszien und Lockerung der 3. Rippe kann die Korrektur von Th3 über Initiierung der Motilität über Kontakt am Dornfortsatz oder über eine Impulstechnik erfolgen.

TH4 / TH5

Diese Brustwirbel stehen in faszialer Verbindung mit den Organen Leber und Galle. Zusätzlich gibt es starke Verbindungen zum Perikard und somit zum Herz. Das dominante Element ist Holz. Die Nervenwurzel Th5 innerviert sympathisch über das Ganglion coeliacum (Th5–12) die Leber und die Galle. Die Yu-Punkte für das Perikard (*Herzbeutel*) befinden sich im Intercostalraum zwischen 4. und 5. Brustwirbel am inneren Verlauf des Blasenmeridians. Die Yu-Punkte für das Herz befinden sich zwischen 5. und 6. Brustwirbel.

Einschätzung der Position und Dynamik von Th4 / Th5:

Die Leber liebt die Motilität, sie liebt es *geschunkelt* zu werden. Das beidseitige Drücken des Nierenmeridians an den Intercostalräumen neben dem Sternum lockert die

Thoraxfaszien und dient als gute Vorbereitung für eine Neupositionierung von Th4/Th5.

Resümee und Korrekturmöglichkeiten:
Die Spannungen der Leber und Galle können über breitflächigen Kontakt am rechten Rippenbogen mit gleichzeitiger, wiederholter Flexion der rechten oberen Extremität gelockert werden. Nach Entspannung der Thoraxfaszien und Lockerung der 4. und 5. Rippe kann die Korrektur von Th2 über Initiierung der Motilität über Kontakt am Dornfortsatz oder über eine Impulstechnik erfolgen.

TH6 / TH7 / TH8

Diese Brustwirbel stehen mit den Oberbauchorganen Magen und Milz in faszialer Verbindung. Die Nervenwurzeln Th6–Th8 innervieren sympathisch über das Ganglion coeliacum den Magen, Pankreas, die Nieren und Dick- sowie Dünndarm. Die Yu-Punkte zum Lenkergefäß befinden sich im Intercostalraum zwischen 6. und 7. Brustwirbel am inneren Verlauf des Blasenmeridians, in Höhe des Processus spinosus (*Dornfortsatz*) von Th5. Dic Yu-Punkte für das Zwerchfell liegen zwischen 7. und 8. Brustwirbel.

Einschätzung der Position und Dynamik von Th6 / Th7 / Th8:
Magen und Milz lieben die Motilität, sie lieben es, miteinander zu *tanzen*, sich aneinander zu *reiben*. Eine anschließende Zwerchfellbehandlung in Rückenlage mit breitflächigem Kontakt zwischen den Anguli inferii der Scapulae führt oft zu Spontankorrekturen von Th6–Th8.

Resümee und Korrekturmöglichkeiten:
Die Spannungen von Magen und Milz können über breitflächigen Kontakt am linken Rippenbogen mit gleichzeitiger, wiederholter Flexion der linken oberen Extremität gelockert werden. Nach Entspannung des Zwerchfells und Lockerung der 4. bis 6. Rippe kann die Korrektur der Brustwirbel über Initiierung der Motilität über Kontakt am Dornfortsatz oder über eine Impulstechnik erfolgen.

TH9 / TH10 / TH11

Diese Brustwirbel sind über Faszienzüge stark mit den Nieren und mit dem Zwerchfell verbunden. Besonders am 9. Brustwirbel sind zusätzliche fasziale und energetische Verbindungen zur Leber zu finden. Die Nervenwurzel Th9–Th11 innervieren sypathisch die Leber, die Nieren, den Dünndarm und Teile des Dickdarms. Das dominante Element Th9–11 ist Wasser. Das Rückenmarkssegment L1 befindet sich auf der Höhe des Th10. Die Yu-Punkte für die Leber befinden sich in den Intercostalräumen zwischen 9. und 10. Brustwirbel am inneren Verlauf des Blasenmeridians in Höhc dcs Processus spinosus von Th8. Die Yu-Punkte für die Gallenblase befinden sich zwischen 10. und 11. Brustwirbel. Das Rückenmarkssegment L1 befindet sich in Höhe des 10. Brustwirbelkörpers im Rückenmarkskanal. Die Yu-Punkte für die Milz befinden sich im Intercostalraum zwischen 11. und 12. Brustwirbel.

Einschätzung der Position und Dynamik von Th9/Th10/Th11:
Dieser Teil der Wirbelsäule liebt Zwerchfellbehandlungen. Spannungen in den Nie-

ren haben ebenfalls starke Auswirkungen auf Th9–Th11, wie in Kapitel 2 *Emotionaler Körper* beschrieben wird.

Resümee und Korrekturmöglichkeiten:
Nach Entspannung des Zwerchfells, der Nieren (gegebenenfalls mit M. psoas major) und Lockerung der 9. und 10. Rippe kann die Korrektur der Brustwirbel über Initiierung der Motilität durch Kontakt am Dornfortsatz oder bei Th9 und Th10 über eine Impulstechnik erfolgen.

TH12

Der 12. Brustwirbel steht in starker faszialer Verbindung mit dem Gekröse des Dünndarms. Zudem ist das Zwerchfell über starke Ligamente und Faszien mit Th12–L3 in Verbindung. Die Nervenwurzel Th12 ist die unterste, die noch in das Ganglion coeliacum fließt, weiters in den N. subcostalis und den N. iliohypogastricus.

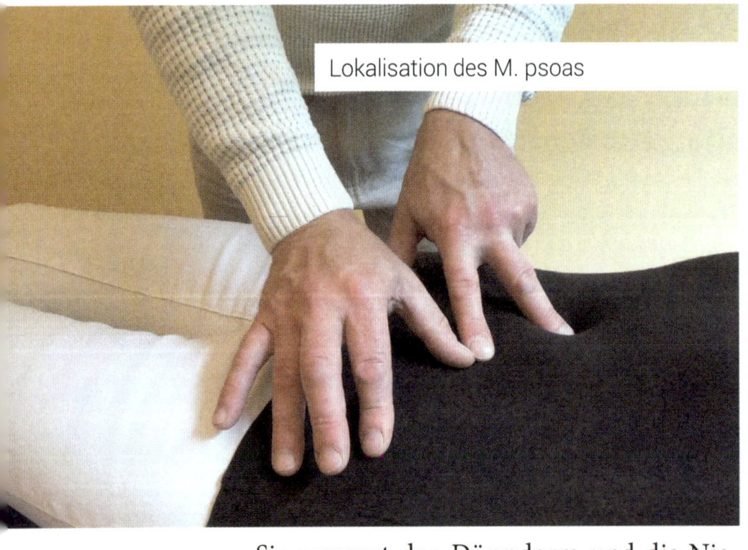

Lokalisation des M. psoas

Sie versorgt den Dünndarm und die Nieren. Das dominante Element von Th12 ist Feuer. Die Yu-Punkte für den Magen befinden sich caudal (unterhalb) der Rippenwirbelgelenke des 12. Rippenpaares zwischen 12. Brustwirbel und 1. Lendenwirbel am inneren Verlauf des Blasenmeridians. In dieser Höhe endet auch der neuronale Anteil des Rückenmarks (hier enden die Nervenzellen) mit den parasympathisch-aktiven Kreuzbein- und Steißbeinsegmenten.

Einschätzung der Position und Dynamik von Th12:
Der unterste Brustwirbel spiegelt die Dynamiken des Dünndarms und des Zwerchfells wider. Viszerale Techniken oder Hara-Behandlung im Shiatsu dienen der entspannten und guten Funktion des Dünndarms und des Gekröses und damit der Lockerung des Wirbels. Auch die Entspannung des Zwerchfells dient der Lockerung dieses Teils der Wirbelsäule. Von Th12 abwärts ist der Einfluss des M. psoas sehr stark.

Resümee und Korrekturmöglichkeiten:
Die Entspannung des Zwerchfells durch breitflächigen Kontakt unter Th12 und mit der anderen Hand breitflächig am unteren Ende des Brustbeins ist eine ausgezeichnete Technik, um die Region um den 12. Brustwirbel zu entspannen und hat starken vegetativen Einfluss auf den Verdauungstrakt. Das Gekröse des Dünndarms ist ebenfalls eine Spannungsquelle, die den 12. Brustwirbel an der natürlichen Beweglichkeit hindert. Der M. psoas major ist eine weitere häufige Spannungsquelle, welche ab dem 12. Brustwirbel abwärts bis zum 4. Lendenwirbel für übermäßige Kompression und Lordosierung sorgt.

Die Behandlung des M. psoas erfolgt durch gleichmäßigen, deutlichen Druck auf den

Muskel (*Trigger*). Ein klassischer Triggerpunkt befindet sich auf halbem Weg zwischen SIAS (vorderer oberer Darmbeinstachel) und dem Bauchnabel in der Tiefe am Muskelbauch (Abb. Seite 36). Auch regelmäßiges Dehnen im Sinne der Muskelentspannung ist hilfreich, um die Spannungen des Psoas in Zaum zu halten. Oft müssen die Spannungen des Muskels mit Maßnahmen, welche im *Emotionalen Körper* beschrieben sind, gelöst werden. Im Anschluss kann die Korrektur des 12. Brustwirbels über Initiierung der Motilität durch Kontakt am Dornfortsatz durchgeführt werden.

L1

Der 1. Lendenwirbel ist über Faszien vor allem mit dem Dickdarm verbunden. Aber auch der Ursprung des M. psoas liegt an den Querfortsätzen, den Wirbelkörpern und den Bandscheiben von Th12 und L1–L4. Die Nervenwurzeln von L1–L3 innervieren sympathisch über das Ganglion mesentericum inferius, das Sigmoid, Rectum (Mastdarm) sowie Blase und Geschlechtsorgane. Die Nervenwurzel L1 fließt in den N. iliohypogastricus, den N. ilioinguinalis, den N. genitofemoralis, den N. femoralis und den N. obturatorius. Die Nervenwurzeln L1–L3 versorgen zusätzlich den M. psoas major. Das dominierende Element von L1 ist Metall. Emotional gesehen geht es um die Schwerpunkte Natürlichkeit und Authentizität. Die Yu-Punkte zum dreifachen Erwärmer liegen am inneren Verlauf des Blasenmeridians zwischen den Processi transversi (*Querfortsätzen*) von 1. und 2. Lendenwirbel.

L2

Der 2. Lendenwirbel steht, so wie L1, mit dem Dickdarm in Verbindung. Die stärksten faszialen Einflüsse kommen vom Zwerchfell und dem M. psoas major. Die Nervenwurzel L2 fließt in den N. genitofemoralis, den N. cutaneus femoris lateralis, den N. femoralis und N. obturatorius. Der M. pectineus (ein Adductor) wird über L2–L3 versorgt. Die sensible Ausstrahlung der Nervenwurzel L2 betrifft die Leistenbeuge und den ventralen (vorderen) Oberschenkel. Die Yu-Punkte der Nieren liegen zwischen den Processi transversi von 2. und 3. Lendenwirbel.

Einschätzung der Position und Dynamik von L1/L2:

Der Dickdarm mit seinen verschiedenen Abschnitten ist sehr oft für Dislokationen in diesem Bereich der Wirbelsäule verantwortlich. Die Ileocoecalklappe (*der Schließmuskel, der den Dickdarm vom Dünndarm trennt*) sowie die Krümmung des Colon descendens (*absteigender Ast des Dickdarms*) zum Sigmoid (*Enddarm*) an der linken Beckenschaufel sind besonders spannungsanfällig. Oft muss eine Blinddarmnarbe behandelt werden.

Resümee und Korrekturmöglichkeiten:

Nach Entspannung des Zwerchfells, des Dickdarms und gegebenenfalls des M. psoas major und der Nieren kann die Korrektur der ersten beiden Lendenwirbel über Initiierung der Motilität durch Kontakt am Dornfortsatz durchgeführt werden. Gerade bei der Behandlung von Spannungen an Organen sind häufig Maßnahmen notwendig, welche in Kapitel 2 E*motionaler Körper* beschrieben werden.

L3 / L4

Die Wirbel L3 und L4 stehen in faszialer Verbindung mit der Harnblase. Die Nervenwurzel L3 ist der zentrale Punkt der sympathischen Versorgung der Eierstöcke, des Uterus, der Geschlechtsorgane und der Prostata. Sie fließt in den N. cutaneus femoris lateralis, den N. femoralis und den N. obturatorius und versorgt den M. quadratus lumborum sowie den M. iliopsoas. Die sensible Ausstrahlung der Nervenwurzel L3 reicht von der Leistenbeuge (*Lig. inguinale*) über den gesamten vorderen Oberschenkel bis zum Knie, versorgt einen Großteil des Hüftgelenks und die Kniestreckmuskulatur. Die Nervenwurzel L4 fließt in den N. femoralis, den N. obturatorius, den N. glutaeus superior, den N. peronaeus und den N. tibialis, den M. tibialis anterior (*Vorfußheber*) und den M. vastus medialis sowie den M. vastus lateralis als Teile des M. quadrizeps femoris (*vorderer Oberschenkelmuskel*). Die sensible Ausstrahlung ist vom lateralen Kniegelenk zum inneren Unterschenkel. Das dominierende Element ist Wasser. Der *befreundete* Wirbel ist der Axis (C2). Der Processus spinosus (Dornfortsatz) von L3 liegt am Apex (tiefste Stelle der Krümmung) der Lendenlordose. Die Yu-Punkte für den Dickdarm liegen zwischen den Processi transversi zwischen 4. und 5. Lendenwirbel, am inneren Verlauf des Blasenmeridians.

Einschätzung der Position und Dynamik von L3 / L4:

Die Blase und die Geschlechtsorgane haben starken Einfluss auf diesen Bereich der Lendenwirbelsäule. Spannungen, vor allem der Harnblase, können bei L3 und L4 Wirbelgleiten (*Spondylolisthese*) auslösen.

Resümee und Korrekturmöglichkeiten:

Nach Entspannung der Blase und gegebenenfalls des M. psoas und der Nieren kann die Korrektur der beiden Lendenwirbel über Initiierung der Motilität durch Kontakt am Dornfortsatz durchgeführt werden. Ein Doppelkontakt in Rückenlage am Processus spinosus von L3 und am Bauchnabel wirkt vegetativ besonders entspannend (*parasympathisch*) und nährt psychologisch unsere Willenskraft. Bei Personen, welche im Sozialgefüge nur mangelhaft ihren Willen durchsetzen können, fällt in diesem Bereich eine vorhandene Osteoporose (Knochenschwund) besonders schlimm auf – als ob dieses Gebiet energetisch mangelernährt wäre. Auch die Spannung der Plicae umbilicales medianes (innerer Verlauf der Nabelschnur – vom Bauchnabel bis zur Harnblase) wirkt sich stark auf die Aufrichtung der Harnblase und die Stabilität des 3. Lendenwirbels aus. Aus psychologischer Sicht stehen der innere Verlauf der Nabelschnur und des 3. Lendenwirbels mit unserem Urvertrauen in Verbindung, dem Leben mit seinen Herausforderungen gewachsen zu sein.

L5

Faszial gesehen steht der 5. Lendenwirbel in Verbindung mit dem Dickdarm (Rektum), aber auch mit der Blase. Die Nervenwurzel L5 fließt in die Nn. glutaeus superior und inferior, den N. peronaeus und den N. tibialis und versorgt den M. extensor hallucis longus (Großzehenheber) sowie den M. extensor digitorum brevis (Zehenstrecker). Die sensible Ausstrahlung der Nervenwurzel L5 betrifft den Bereich vom lateralen (*seitlichen*) Unterschenkel bis zur Großzehe. Die Bandscheibe zwischen L4 und L5 kann die Nervenwurzel L5 reizen, welche an der Vorderseite der Bandscheibe entlangläuft. Die Bandscheibe zwischen fünftem Lendenwirbel und Kreuzbein kann die Nervenwurzel S1 reizen, welche an der Vorderseite der Bandscheibe entlangläuft. Die sensible Ausstrahlung der Nervenwurzel S1 betrifft die hintere Wade und die Zehenbeugemuskulatur. Energetisch spiegelt L5 Qualitäten der Galle wider. Der *befreundete* Wirbel ist der Atlas. Die Yu-Punkte für den Dickdarm befinden sich unterhalb der Processi transversi (*Querfortsätze*) des 5. Lendenwirbels.

Einschätzung der Position und Dynamik von L5:
Die Blase und die Geschlechtsorgane haben starken Einfluss auf den regulär letzten Lendenwirbel. Spannungen, vor allem des Rektums, aber auch der Harnblase, können bei L5 Wirbelgleiten (*Spondylolisthese*) auslösen. Dieser Wirbel reagiert auch stark auf Dynamiken des Atlas (C1) oder des Os sphenoidale (*Keilbein*).

Resümee und Korrekturmöglichkeiten:
Nach Entspannung des Rektums und der Blase kann die Korrektur des 5. Lendenwirbels über Initiierung der Motilität durch Kontakt am Dornfortsatz durchgeführt werden. Korrekturen von L5 machen aber erst Sinn, sobald das Kreuzbein gut positioniert ist. Gelegentlich ist der oberste Sakralwirbel nicht mit den anderen zusammengewachsen und bildet einen 6. Lendenwirbel.

KREUZBEIN (Sacrum)

Das Kreuzbein besteht aus fünf miteinander verschmolzenen Kreuzbeinwirbeln (*Columna vertebrales sacrales*). Es zählt einerseits zum Bestandteil der Wirbelsäule und bildet gleichzeitig gemeinsam mit den Darmbeinen (*Oss. ilii*) die Kreuzbein-Darmbein-Gelenke (*Iliosacralgelenke*). Bei der Betrachtung des Kreuzbeins von oben kann man eine knöcherne Fläche sehen, die als Kontaktfläche für die Zwischenwirbelscheibe bzw. Bandscheibe (*Discus intervertebrale*) mit dem letzten Lendenwirbel fungiert. Diese Zwischenwirbelscheibe reicht im gesamten Verlauf der Wirbelsäule am weitesten nach vorne und steht außerdem am weitesten in das Becken hinein (*Promotorium*). Das Sacrum innerviert über die Nervenwurzeln S2–S4 parasympathisch den Dickdarm, die Blase und die Geschlechtsorgane. Die dazugehörigen Rückenmarkssegmente liegen in Höhe des 12. Brustwirbels. Die Nervenwurzel S1 fließt in die Nn. glutaeus superior und inferior, den N. peronaeus, den N. tibialis, den N. cutaneus femoris posterior und den N. pudendus sowie in die hintere Wadenmuskulatur (*M. triceps surae, Mm. peroneus longus* und *brevis*). Das Sacrum vermittelt bei guten Verhältnissen Sicherheit, Stabilität, Sinnlichkeit und Sexualität. Am Übergang zum Os coccygis befindet sich dorsalseitig der Hiatus sacralis, wo auslaufende Nerven die Innervation des M. sphincter externus übernehmen und die Dura Mater aus dem Rückenmarkskanal direkt mit dem Lig. sacrotuberale kontaktiert. Die *befreundeten* Knochen sind das Os occipitale, das Os sphenoidale, der Atlas und der Axis.

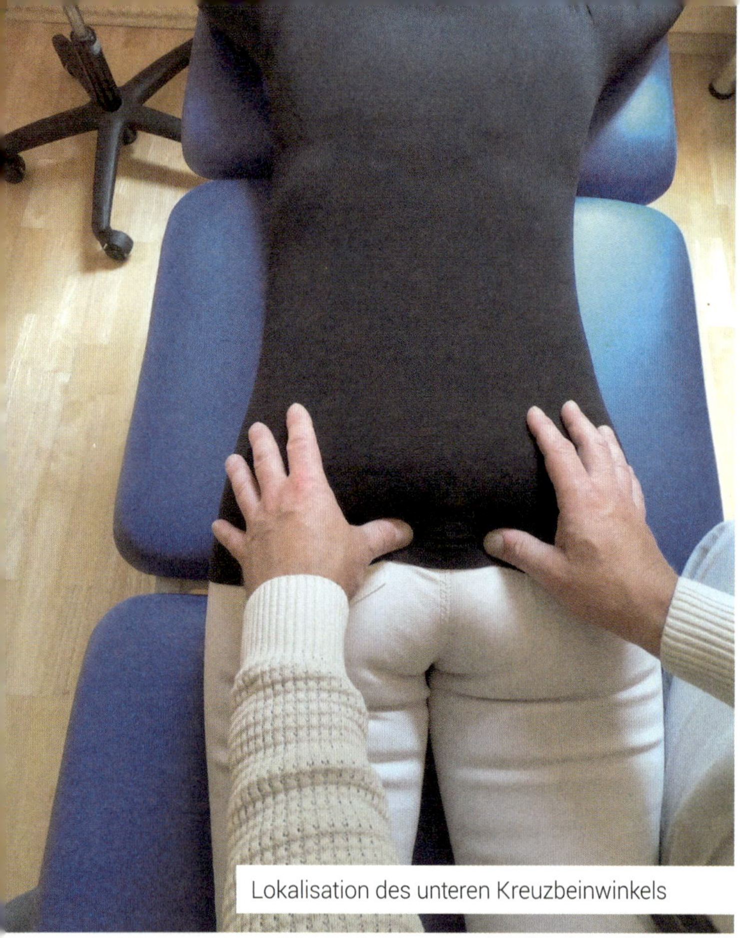

Lokalisation des unteren Kreuzbeinwinkels

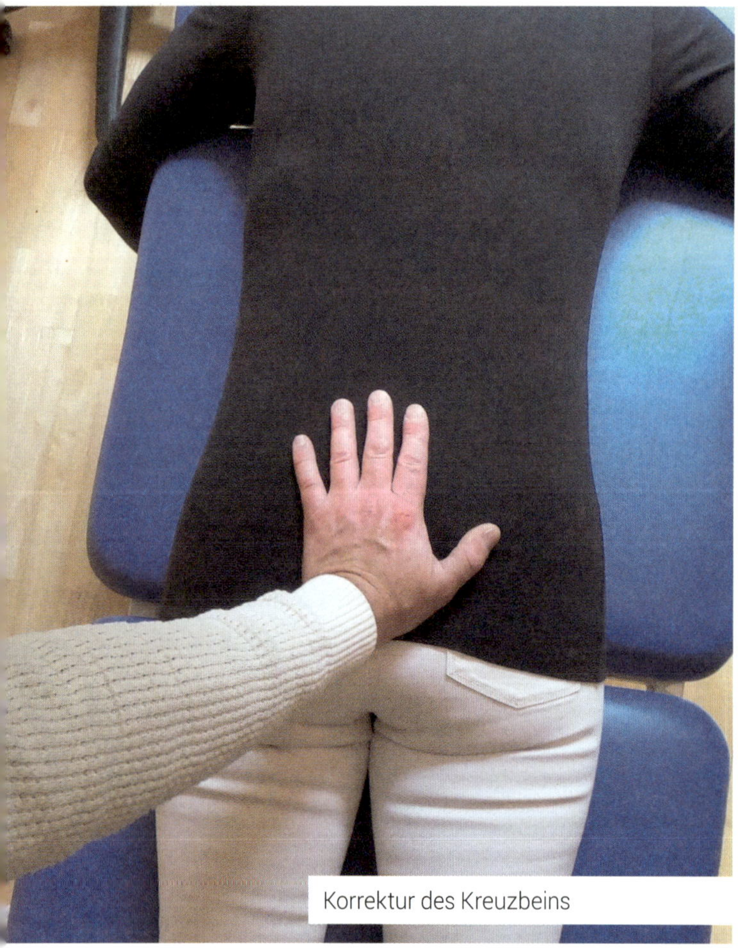

Korrektur des Kreuzbeins

Hier geht´s zum Video
DAS KREUZBEIN

Einschätzung der Position und Dynamik des Sacrums:
Ein Indiz für ein disloziertes Sacrum ist ein positiver Vorbeugetest. Um die Position des Kreuzbeins einschätzen zu können, sind der inferiore sacrale Winkel (Abb.) und das Facettengelenk L5/S1 wichtige palpatorische Referenzpunkte. Ein disloziertes Sacrum reizt nicht nur die Nervenwurzel L5, sondern auch den gesamten N. ischiadicus über die Kreuz-Darmbeingelenke (*Iliosacralgelenke*). Sofern das Sacrum nicht triftige Gründe für eine Fehlstellung hat (diese haben Ursachen im *emotionalen* oder *mentalen Körper* – Kapitel 2 und 3), lässt es sich leicht korrigieren, man hat das Gefühl es *will* zurück in die anatomisch normale Position.

Resümee und Korrekturmöglichkeiten:
1.: Eine sehr einfache und sanfte Methode, das Sacrum neu zu positionieren, ist durch Kompression in Bauchlage.

Dabei wird eine Hand auf das Kreuzbein gelegt (der Carpaltunnel = Hk7 genau auf den Hiatus sacralis) und gleichmäßiger Druck ausgeübt. Egal in welche Richtungen und wie oft das Kreuzbein *nachgibt*, der Druck bleibt, bis das Gefühl kommt, es geht nichts mehr. Danach wird der Druck verringert und das Sacrum darf sich wieder *nach oben schrauben*, sich neu organisieren.

2.: Durch die genaue Einschätzung der Position des Sacrums auf Torsion und Rotation lassen sich vier Möglichkeiten zur Korrektur mittels MET (Muskel Energie Technik) ableiten.

Dazu werden zuerst in Bauchlage die Facettengelenke L5/S1 palpiert und auf Symmetrie geprüft. Danach wird der inferiore sacrale Winkel beiderseits palpiert und auf Symmetrie geprüft. Anschließend, um die Dynamik des Kreuzbeins einschätzen zu können, wird in der Bauchlage ein Rückbeugetest gemacht, indem die/der Klient/in den Oberkörper hochstützt, – dabei werden beide inferiore Winkel palpiert und festgestellt, ob sich Höhenunterschiede verringern oder verschlechtern.

Aus den gewonnenen Informationen: tiefer liegendes Facettengelenk, tieferer inferiorer sacraler Winkel und Ausgleich oder Verschlechterung der inferioren sacralen Winkel beim Rückbeugetest ergeben sich die vier Ausgangspositionen für die Korrektur mittels MET.

3.: Die Vorarbeit für eine erfolgreiche und dauerhafte Korrektur des Sacrums liegt manchmal im Emotionalen Körper (Kapitel kommt gleich) oder im Mentalen Körper (Kapitel 3) aufgrund einer Phase 1 bis 5.

STEISSBEIN (OS COCCYGIS)

Unser *Schwanz* besteht aus meist drei verknöcherten Wirbeln, welche feste Verbindungen zum Lig. sacrotuberale, zum Beckenboden (vor allem zum M. pubococcygeus) und zum Rektum besitzen. Dislokationen des Steißbeins können traumatische Ursachen haben (darauf gestürzt) oder fasziale bzw. durch die Position am Hiatus sacralis meningeale Ursachen haben. Sehr häufig verschwinden Hämorrhoiden nach erfolgreicher Korrektur des Os coccygis.

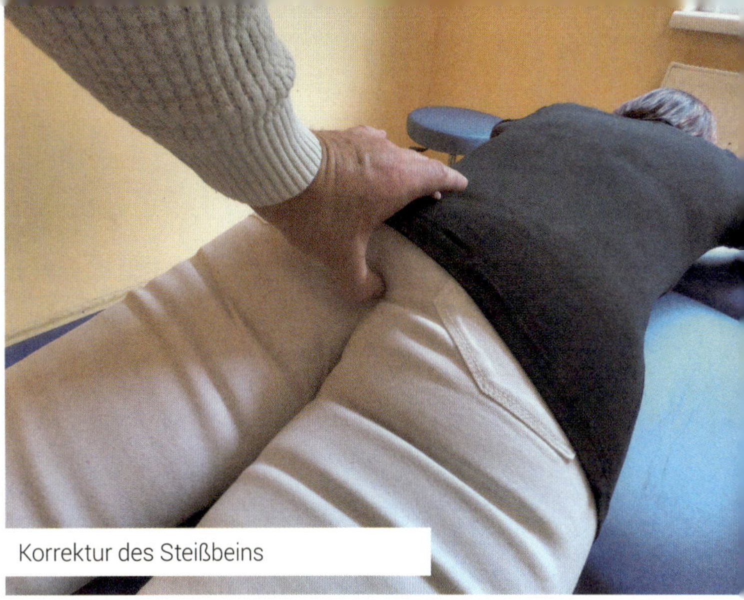

Korrektur des Steißbeins

Resümee und Korrekturmöglichkeiten:

Zur Korrektur des Os coccygis eignet sich axialer Druck auf die Steißbeinspitze in Kombination mit tiefer Bauchatmung der behandelten Person. Der Daumendruck wird durch die physiologische Einwärtskrümmung des Steißbeins in Richtung der Zeigefingerspitze ausgeführt (Abb.). Dabei erhöht sich in der Inspiration (Einatmung) der Druck der Steißbeinspitze und nach wenigen Atemzügen korrigiert sich das Steißbein von selbst.

Die Korrektur einzelner Wirbel mittels Motilität erfolgt oft so, als ob der Wirbel durch die Selbstregulation in die korrigierte Position *will*, manchmal gibt es auch das gegenteilige Gefühl, als ob der Wirbel sich *sträubt* oder die Bewegungen des Wirbels sind ziel- und planlos, sodass auch bei langem Kontakt keine entsprechende Selbstkorrektur stattfindet. In diesem Fall liegt die Ursache für diese *Gegenwehr* oder *Verwirrung* des Wirbels im Fasziensystem durch Spannungen, die von Organen auf Wirbel übertragen werden, durch Spannungen der Dura Mater (*harte Hirnhaut*) und durch Verschiebungen von cranialen Strukturen (Schädelknochen). Jeder Wirbel und jeder Knochen, der sich nicht durch die Eigenbewegung (Motilität) von selbst in die korrigierte Position zurückbewegt, hat einen Grund für dieses Verhalten – und dieser liegt in der Vielschichtigkeit des Fasziensystems. Deshalb ist es hilfreich, einzelne Strukturen, wie Wirbel, Schädelknochen, Organe, Muskeln oder Nerven, mittels Armlängentest zu bewerten, um ein Bild über weitere Zusammenhänge zu erlangen. Mögliche Ursachen, warum sich Wirbel schwer oder gar nicht korrigieren lassen, finden sich im *Emotionalen Körper*, im *Mentalen Körper* und im *Traumkörper*. Ist die Ursache behoben, korrigieren sich Wirbel durch die gelenkte Aufmerksamkeit beim Kontakt fast wie von selbst.

Die Integration von Korrekturen einzelner oder mehrerer Wirbel kann durch Rockingtechniken, Meridianarbeit oder Craniosacrale bzw. Osteopathische Techniken am Kopf und am Becken durchgeführt werden. Auch die klassische Heilgymnastik eignet sich sehr gut, um Korrekturen zu integrieren und noch bestehende muskuläre Dysbalancen an Gelenken oder am Rumpf zu beseitigen.

HINTERE FASZIENAUTOBAHN

Die **hintere Faszienautobahn** ist ein Informations-Highway des Bindegewebes, der Spannungen der Dura Mater (*harte Hirnhaut*) von der Nase bis zum Fußlängsgewölbe weiterleitet. Am Os ethmoidale (*Siebbein*), an der Crista galli (*Hahnenkamm*) ist die Falx cerebri (*Hirnsichel*) als Teil der Dura Mater fest mit dem Knochen verwachsen.

Das Os ethmoidale artikuliert mit 11 Knochen: dem Sphenoidale, dem Vomer, beiden Nasalia, beiden Palatina, beiden Maxillae, dem Frontale und beiden Lacrimalia. Die Falx cerebri und die Dura Mater der cranialen Kuppel werden vom ophthalmischen Zweig des N. trigeminus (5. Hirnnerv) versorgt. Das Tentorium cerebelli (*Hirnsegel*) und die Falx cerebelli (*Hirnsichel caudal des Sinus rectus*) werden vom Plexus cervicalis (Nervenwurzeln C1–C4) versorgt. Die Dura Mater inklusive der Falx cerebri und des Tentorium cerebelli sind zum überwiegenden Anteil aus fibrinogenem Bindegewebe (Typ 1), welches eine Dehnbarkeit von 4 bis 5 Prozent aufweist (zum Vergleich: das Drahtseil einer Seilbahn hat 4 Prozent Dehnbarkeit!). Die Dura Mater ist im Bereich des Foramen magnum fest mit dem Knochen verwachsen. Des Weiteren sind der Atlas (zu 90 Prozent), der Axis (zu 100 Prozent), der 3. Halswirbel (zu 50 Prozent) und der 2. Sacralwirbel (zu 100 Prozent) mit der Dura Mater verwachsen. Die Fibrinfasern der Dura Mater laufen aus dem Hiatus sacralis als Filum terminale nahtlos in das Lig. sacrotuberale über und bringen deren Spannungen bis zum Ursprung des M. biceps femoralis (*Caput longum*) und des M. semitendinosus, welche die Spannung an die Meniscen im Knie weiterleiten und diese in der Beweglichkeit hemmen. Dadurch können die Meniscen der belasteten Zone im Knie schwerer ausweichen und Verletzungen sowie Rissbildungen entstehen. Die Spannung der Dura Mater wird von M. biceps femoris und M. semitendinosus auf den M. gastrocnemius, auf die Achillessehne und das Fußlängsgewölbe weiter übertragen. Vereinfacht ausgedrückt kann ein Schlag auf die Nase über die *hintere Faszienautobahn* einen Fersensporn auslösen.

VORDERE FASZIENAUTOBAHN

Die **vordere Faszienautobahn** entspricht dem inneren Verlauf der Nabelschnur. Vom Nabel (*Umbilicus*) wird Spannung über die Plicae umbilicalis medianae nach caudal zur Harnblase weitergeleitet. Nach cranial wird die Spannung über das Lig. teres hepatis und das Lig. falciforme hepatis durch das Zwerchfell ins Perikard und weiter bis zum Os hyoideum, also zur Zunge, geleitet. Dieser vordere Informations-Highway des Fasziensystems ist stark mit dem *Emotionalen Körper* in Verbindung. Unser Urvertrauen, die Fähigkeit, Kontrolle auch aufzugeben, aber auch die innere Zuversicht, im Leben voranzukommen, sind unmittelbar mit dem inneren Verlauf der Nabelschnur und den weiterlaufenden Faszien in Verbindung.

Beide *Faszienautobahnen* können durch Zungenkontakt am Gaumen verbunden werden, wie es bei hinduistischen und taoistischen Meditationstechniken üblich ist.

OS OCCIPITALE
(Hinterhauptbein, Schädelbasis)

Das **Os occipitale** (*Hinterhauptbein, Schädelbasis*) besteht bei der Geburt aus vier Knochenteilen: einem ausgedehnte Anteil, der Squama, die posterior und superior des Foramen magnum liegt, zwei Condylanteilen, die jeweils lateral des Foramen magnum liegen und einem Basilarteil, der vor dem Foramen liegt und mit dem Os sphenoidale im spenobasilaren Grundgelenk artikuliert.

Ab dem 6. Lebensjahr sind die Knochen fest zum Os occipitale verschmolzen, das

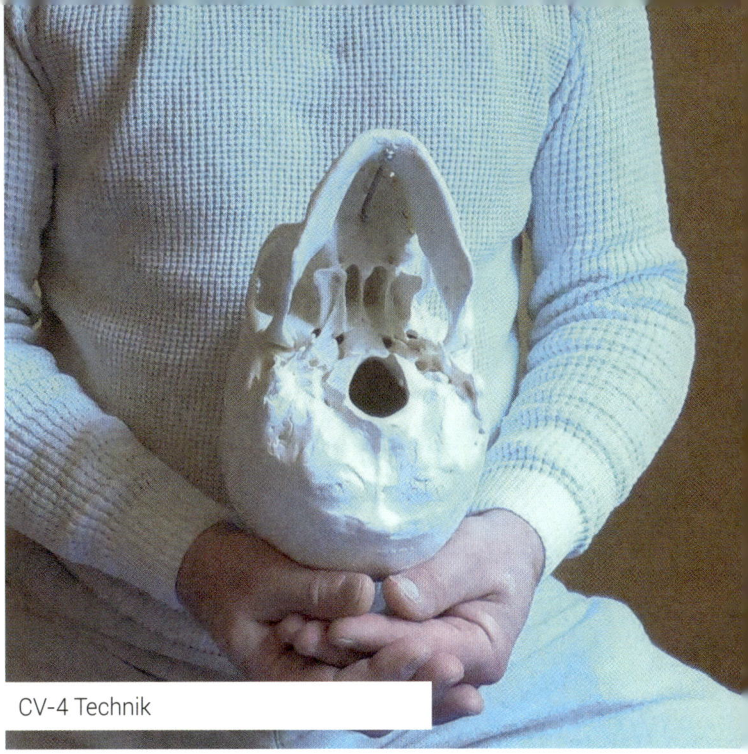

CV-4 Technik

beim Erwachsenen ein Gewicht von ca. 57 g besitzt. Das Occipitale artikuliert mit sechs Knochen: dem Atlas (C1), zwei Temporalknochen, zwei Parietalknochen, dem Sphenoidale. Das birnenförmige Foramen magnum (*großes Loch*) beinhaltet das obere Rückenmark, knapp unterhalb des Hirnstammes. Der Canalis hypoglossi (*lateral des Foramen magnum*) beinhaltet den XII. Hirnnerv (*N. hypoglossus*). Die Foramina jugolaria, zwischen Temporalknochen und den Condylarteilen des Occipitale, ermöglichen den Durchgang für: die Nn. jugulari, den IX. Hirnnerv (*N. glossopharyngeus*), den X. Hirnnerv (*N. vagus*), den XI. Hirnnerv (*N. accessorius*) sowie des Sinus petrosus inferior, des Sinus sigmoideus und der posterioren Meningealarterie. Auf der Innenfläche des Os occipitale sind Erhebungen, welche vom Zug der reziproken Spannungsmembran (*der Falx cerebrum, Falx cerebelli und dem Tentorium cerebelli*) herrühren.

Muskeln, die vor dem Foramen magnum ihren Ursprung besitzen, sind der M. rectus capitis lateralis, der M. rectus capitis anterior und der M. longus capitis.

Muskeln, welche hinter oder seitlich des Foramen magnum ihren Ursprung besitzen, sind der M. occipitofrontalis, der M. trapezius, der M. splenius capitis, der M. semispinalis capitis, die Mm. Rectus capitis posterior minor und major sowie der M. obliquus capitis superior. Die Rotationsachse des Os occipitalis liegt außerhalb des Knochens, nämlich ca. 1,3 cm über dem anterioren Drittel des Foramen magnum.

Körperpsychologisch steht das Occipitale für den Ort, an dem sowohl Gewissheit entsteht, allerdings auch wo unsere *blinden Flecken der Persönlichkeit* angesiedelt sind. Das Os occipitale beherbergt auch das Gefühl des Seins (Wahrnehmung der eigenen Existenz) und kann auch dort für *Kopfzerbrechen* sorgen.

Sehr einfache Griffe zum Spannungsausgleich des Os occipitale sind der suboccipitale Griff und die CV4-Technik. Bei der CV4 (*Kompression des 4. Ventrikels*) kommt es zu einer guten vegetativen Reaktion, die Aktivität des Parasympathikus wird am Stammhirn reguliert. Dabei lassen sich auch parasympathische Übererregungen – diese können Magengeschwüre auslösen – gut kalkulierbar abbauen. Auch Eigenspannungen des Os occipitale, welche die Position und Spannung des Sacrums beeinflussen, werden abgebaut.

Die direkte Manipulation des N. vagus (*X. Hirnnerv*), der gemeinsam mit dem N. glossopharyngeus (*IX. Hirnnerv*) und dem N. accessorius (*XI. Hirnnerv*) am Sulcus posterolateralis der Medulla oblongata (*verlängertes Rückenmark, Hirnstamm*) entspringt, ist relativ schwierig. Alle drei Nerven ziehen durch das Foramen jugolare, wobei der N. vagus das Ganglion inferior bildet, im weiteren Verlauf medial den Processus styloideus medial kreuzt und am Gefäßstrang der A. carotis und weiter an der Vorderseite der Speiseröhre (*Ösophagus*) entlangzieht. Behandlungstechniken am Ohr zeigen gute Wirkung bezüglich der Regulation des N. vagus.

OS SPHENOIDALE
(Keilbein, Schmetterlingsknochen)

Das **Os sphenoidale** (*Keilbein, Schmetterlingsknochen*) ist wie das Os occipitale aus Wirbeln entstanden, wobei beim Sphenoid zwei Embryonalwirbel miteinander verschmolzen sind. Der vordere embryonale Wirbel (*Jugum*) entwickelt sich zu den beiden kleinen Flügeln (*Ala minor*). Der hintere Wirbel (*Clivus*) bildet die Sella turcica (*Türkensattel, Sitz der Hypophyse*) und den Ansatz für die großen Flügel (*Ala major*) und die Pterygoidprozesse.

Die Lufthöhle des Os sphenoidale beginnt sich erst ab dem dritten Lebensjahr im Corpus sphenoidale zu entwickeln. Die Rotationsachse verläuft horizontal durch den Corpus (*der Körper des Schmetterlings*). Das Sphenoidale ist an der Schläfe (*Ala major*) und (für gut ausgebildete Osteopathen, Craniosacral-Therapeuten) ca. eine Zahnbreite hinter und medial des achten oberen Zahns (*Pterygoidprozess*) palpierbar.

Das Os sphenoidale artikuliert mit jedem Knochen des Neurocraniums: mit dem Os occipitalis (an der *Pars basilaris*), mit den Oss. temporalis (*Pars petrosa* und *Squama temporalis*), mit den Ossa parietalia (*Pterion* – variabel), mit dem Os ethmoidale (*anterior*), mit den Ossa palatina (*variabel*), mit dem Os frontalis (*Ala major* und *minor anterior*), mit den Alae des Vomer (*inferior*) und mit den Ossa zygomitica (*anterolateral*).

Es wiegt ca. 14 g. Sechs der zwölf Hirnnerven verlaufen durch oder über das Sphenoidale: der I. Hirnnerv (*N. olfactorius – Riechnerv*) verläuft unmittelbar superior der kleinen Flügel, der II. Hirnnerv (*N. opticus – Sehnerv*) verläuft durch die Wurzeln der kleinen Flügel (das *Chiasma opticum* – Sehnervenkreuzung liegt gleich vor der *Sella turcica*), ein Ast des III. Hirnnervs (*N. oculomotorius – Augenmuskelnerv*) verläuft durch die Fissura orbitalis superior, auch der IV. Hirnnerv (*N. trochlearis – Augenmuskelnerv*) und der faziale Zweig des V. Hirnnervs (*N. trigeminus – sensibler Gesichtsnerv*) verlaufen durch die Fissura orbitalis superior, der mandibulare Zweig des V. Hirnnervs verläuft durch das Foramen ovale und der maxillare Zweig durch das Foramen rotundum, ein weiterer Zweig des V. Hirnnervs verläuft durch den Canalis pterygoideus gleich unterhalb des Sphenoidalkörpers, und der VI. Hirnnerv (*N. abducens – Augenmuskelnerv*) verläuft wieder durch die Fissura orbitalis superior.

Der Pons (*Teil des Hirnstamms*) ruht auf dem dorsalen Abschnitt des oberen Sphenoidkörpers (*Dorsum sellae – Sattelrücken*). Da lässt sich schon erahnen, dass dieser Knochen VIP-Status erlangt.

Ein Teil des Ursprungs des M. temporalis (*Kaumuskel*) sind die großen Flügel an der Außenseite. Der Ursprung aller externen Augenmuskeln und des M. levator palpebrae liegt am orbitalen Teil der großen Flügel. An der medialen Pterygoidplatte haben der M. buccinator, der M. tensor veli palatini und der M. levator levi palatini ihren Ursprung. Der laterale Pterygoidrand dient den Mm. Pterygoideus medialis und lateralis als Ursprung. Das Os sphenoidale ist extrem mit unserem Sehvermögen in Verbindung – sowohl für optisches Sehen und Augenmuskulatur als auch für die innere Wahrnehmung und Visionen. Auch mit dem Sehen unseres ICH-Bewusstseins steht das Sphenoid nicht nur nerval, sondern auch hormonell in Verbindung. Bei sehr alten Menschen wirken die Schläfen oft eingefallen, denn das Os sphenoidale wird auch mit Vitalität in Verbindung gebracht.

Ein sehr einfacher Griff, um Spannungen in und um das Os sphenoidale auszugleichen, ist die Zwei-Finger-Technik an den Schläfen bei G1.

Eine weitere Möglichkeit, sowohl das Sphenoid, das sphenobasilare Grundgelenk, das Occiput und die Temporalknochen zu beeinflussen, ist, die Fingerkuppen von Zeige- und Mittelfinger an die Sutura occipitotemporalis beiderseits legen, die Daumen sind am Ala major.

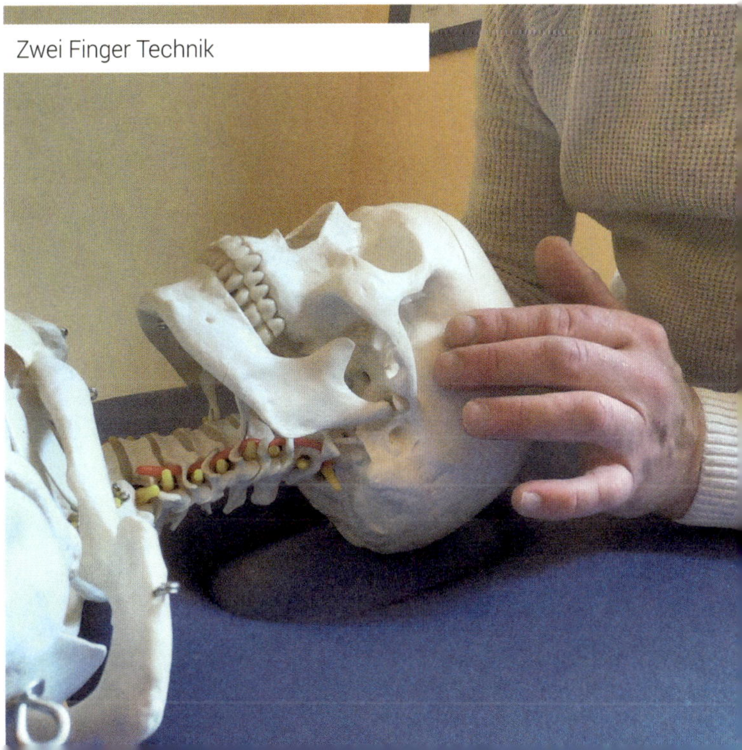
Zwei Finger Technik

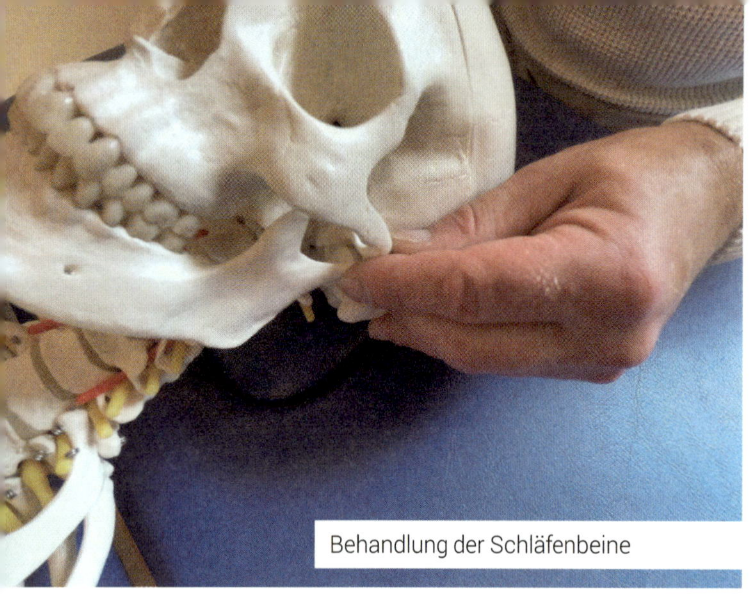

Behandlung der Schläfenbeine

OSSA TEMPORALIA
(Schläfenbeine)

Jedes der beiden Ossa temporalia verknöchert ab der 7. Schwangerschaftswoche und besteht bei der Geburt noch aus drei Teilen (*Pars squamosa, petrosa und tympanica*). Die Ossa temporalia sind zusammengesetzte, komplexe Knochen, welche die dominante seitliche Struktur des Schädels darstellen. Der VII. Hirnnerv (*N. facialis*) formt, wenn er sich durch die Pars petrosa schlängelt, zwei rechte Winkel und es scheint, als ob der Nerv in seiner Position festgewachsen ist.

Am Temporalknochen setzen der M. sternocleidomastoideus, der M. temporalis, der M. longissimus capitis und der M. splenius capitis an. Die Ossa temporalia verhalten sich in Position und Eigenbewegung mit den Beckenschaufeln meist synchron und sind bei Beckenverschiebungen immer mit zu behandeln. Kiefergelenksprobleme, Tinnitus, Schwindel (*Vertigo*) und mentale Orientierungslosigkeit lassen sich häufig über die Schläfenbeine behandeln.

Zudem gelten sie als wichtige regulierende Knochen für das Os sphenoidale, die Mandibula (*Unterkieferknochen*) und die Ossa parietalia (*Scheitelbeine*). Die Rotationsachsen der Schläfenbeine befinden sich im klassisch osteopathischen Modell von der posterolateralen Spitze der Partes petrosae und in einem Winkel von 45 Grad zu den Punkten, welche sich 3 mm posterior (*hinter*) der Pars tympanica (*der Ohrkanäle*) befinden.

Harmonisch schwingende Temporalknochen geben uns das Gefühl geistiger Sicherheit und Stabilität. Sie ermöglichen es uns, sich durch schwierige Situationen *durchzubeißen*, ohne die Hoffnung zu verlieren.

Ein sehr einfacher Griff, um Spannungen der Temporalknochen zu harmonisieren, ist die VIER-FINGER-TECHNIK: Die Mittelfingerkuppen haben Kontakt zum Gehörgang (*Tuba auditoria*), Daumen und Zeigefinger beführen den Prozessus zygomaticus und der Ringfinger hält Kontakt zum Prozessus mastoideus.

Zur Dekompression der Schläfenbeine eignet sich die Behandlung des Hirnsegels (*Tentorium cerebri*) über einen achtsamen Zug an den Ohrmuscheln.

OSSA PARIETALIA
(Scheitelbeine)

Die Parietalknochen sind dem Schädelgewölbe zugehörig und bilden sich aus einer membranösen Matrix, welche ab der 7. Schwangerschaftswoche verknöchert. Jedes Os parietale artikuliert mit bis zu fünf Knochen: dem zweiten Parietale, dem Occipitale, dem Temporale, dem Frontale und meist mit dem Sphenoidale.

Der M. temporalis und der M. auricularis superior haben ihren Ursprung am Scheitelbein. Im klassisch osteopathischen Modell verschieben sich die Parietalknochen bei Flexion leicht nach inferior – ähnlich den Flügeltüren bei Sportwagen. Die Rotationsachsen der Parietalia verlaufen auf einer anterioposterioren (*von vorne nach hinten*) Linie auf ca. ⅔ der Höhe der Parietalwand. Die Scheitelbeine, vor allem die Sagittalnaht zwischen ihnen, stehen mit dem Kronenchakra in Verbindung – sie öffnen sich unserer Intuition, einem höheren Bewusstsein, das uns Menschen einen spirituellen und selbstloseren Daseinszweck offenbart. Sie sind körperlicher Sitz unserer Talente, Fähigkeiten und unserer Lernthemen.

Die Behandlung erfolgt mit der parietalen Grundtechnik. Dabei berühren die Fingerkuppen der Langfinger den Kopf über den Scheitelbeinen, die Daumen finden neben der Sagittalnaht ihre Position (neben LG20). Bei der in Kapitel 3 *Mentaler Körper* beschriebenen Phase 5, sind die Parietalknochen unmittelbar und sehr tiefgreifend betroffen. Die Parietalknochen stehen in starker Verbindung zum Gallenblasenmeridian.

OS FRONTALE
(Stirnbein)

Das Os frontale entwickelt sich aus einer Membran und verknöchert ab der 7. bis 8. Schwangerschaftswoche. Bei der Geburt ist das Stirnbein von der metopischen Naht entlang der sagittalen Mittellinie zweigeteilt und verknöchert zu über 90 Prozent bis zum 8. Lebensjahr.

Das Os frontale wiegt 47 g und artikuliert mit 12 bis 14 Knochen: dem Os sphenoidale an den kleinen Flügeln, dem Os ethmoidale, den Parietalia, den Temporalia (*optional*), den Zygomatica, den Maxillae, den Lacrimalknochen und den Nasalknochen. Die Rotationsachsen des Stirnbeins verlaufen vom oberen Teil des Gewölbes nach inferior, anterior und leicht lateral, um dann durch die Mitte jedes Augapfels zu gehen. Im Frontallappen des Großhirns erfolgen Planung, Abschätzung von Gefahren und Entschlüssen, zudem spielt der Frontallappen bei der Regulierung unserer Emotionen eine gewichtige Rolle.

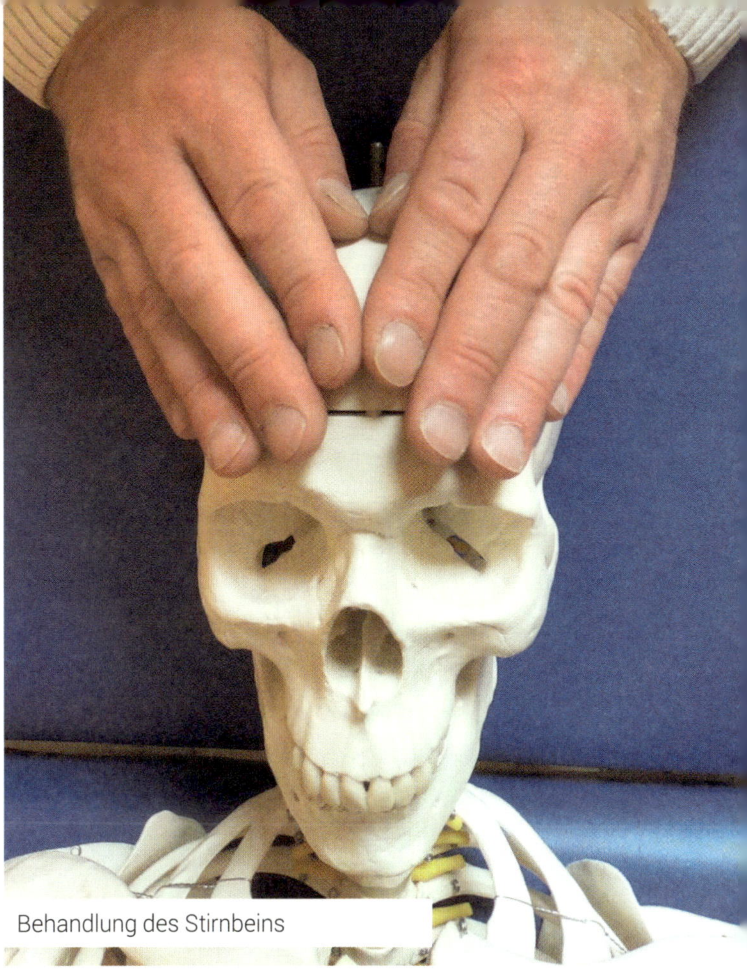

Behandlung des Stirnbeins

Gängige Techniken zur Behandlung des Os frontale sind die *Entwirrung* der Falx entlang der metopischen Naht (*Mittellinie des Os frontale*) und die anteriore Dekompression des Os frontale. Energetisch wirkt der Punkt M 8 (*im Schläfenwinkel, knapp oberhalb der Haargrenze*) starken Spannungen des Os frontale entgegen. Generell hilft der Abbau von Spannungen am Os frontale uns von zu großer Sturheit zu bewahren und klare, gut umsetzbare Pläne zu schmieden.

OS ETHMOIDALE
(Siebbein)

Das Ethmoidale entwickelt sich ab der 12. Schwangerschaftswoche aus zwei winzigen Ossifikationszentren. Die Verknöcherung der Crista galli (*Ansatz der Falx cerebrum*) und der Lamina perpendicularis geht vom Vomer (*Pflugscharbein*) aus und ist nach dem 1. Lebensjahr abgeschlossen.

Das Os ethmoidale wiegt ca. 1,5 g und artikuliert mit elf Knochen: dem Sphenoidale, dem Vomer, den beiden Nasalia, den beiden Palatina, den beiden Maxillae, den beiden Lacrimalia und dem Frontale. Der 1. Hirnnerv (*N. olfactorius – Riechnerv*) zieht verästelt durch diesen Knochen. Die Rotationsachse des Siebbeins liegt im klassisch osteopathischen Modell von anterior nach posterior durch die Mitte des Knochens. Viele Fachmeinungen aberkennen dem Os ethmoidale eine eigene Bewegungsachse, sondern interpretieren seine Bewegung als Anpassung an kleine Gehirndynamiken und Dynamiken der benachbarten Knochen. Das Ethmoidale ist Teil unseres 3. Auges und ist darauf ausgerichtet, den Weg vor uns klar zu sehen.

Gängige Techniken zur Behandlung des Os ethmoidale sind der ethmoidale Frontonasalkontakt mit Daumen und Zeigefinger (an Bl2 und Bl3) sowie das Lösen der Lamina perpendicularis über das Ethmoidale und das Sphenoidale mit oralem Daumenkontakt.

VOMER
(Pflugscharbein)

Der Vomer setzt sich aus zwei hauchdünnen Knochenscheiben zusammen und bildet das knöcherne Gerüst für den mit Schleimhaut verkleideten posterioren und inferioren Teil des Septums nasi (*Nasenscheidewand*).

Es wiegt ca. 2 g und artikuliert mit sechs Knochen: dem Sphenoidale, dem Ethmoidale, den beiden Maxillae und den beiden Palatinae. Im klassischen osteopathischen Modell besitzt das Pflugscharbein eine transverse, horizontale Rotationsachse, die durch die Mitte seiner vertikalen Platte läuft. Der Vomer ist Teil des 3. Auges und bewirkt, dass Vorstellungen und Visionen durch eine starke Präzision und Klarheit beeindrucken. Die Energie des Vomer und des Os ethmoidale überträgt sich durch Hypnose beziehungsweise durch sehr klare Vorstellungskraft. Wie diese Übertragung genau stattfindet, ist noch nicht wissenschaftlich erforscht. Eine Selbststimulation des Vomer ist durch einen Kontakt der Zungenspitze am Gaumen möglich.

Als Behandlungstechnik eignet sich der Vomerkontakt mit oralem Zeigefingerkontakt.

OSSA ZYGOMATICA
(Jochbeine, Wangenknochen)

Die Zygomatica beginnen ab der 8. Schwangerschaftswoche von drei Zentren einer membranösen Matrix zu verknöchern und verschmelzen ab dem 5. Schwangerschaftsmonat.

Es wiegt ca. 1,5 g und artikuliert mit vier Knochen: einem Temporale, dem Sphenoidale, dem Frontale und einer Maxilla. Die Rotationsachsen der Jochbeine verlaufen horizontal und in einem Winkel von 45 ° Grad durch den Knochen. Winkel und Bewegungsebene sind den Oss. temporalia angepasst, um am zygomatischen Bogen eine Übereinstimmung aufrechtzuerhalten. Das Bemalen der Wangen mit Kriegsbemalung ist nicht nur bei den Indianern klassisch, sondern der psychologische Effekt wird auch im American Football genützt. Die Zygomatica stehen sinnbildlich für Stärke und Schutz, aber auch für Maskerade (durch angepasstes, unnatürliches Verhalten einen Vorteil zu erhoffen).

Als gängige Technik werden die Ossa zygomatica mit Daumen und Zeigefinger behandelt.

Die Kiefergelenke werden über Dü19 (liegt direkt vor der unteren Hälfte des Tragus direkt über den Kiefergelenken) beeinflusst.

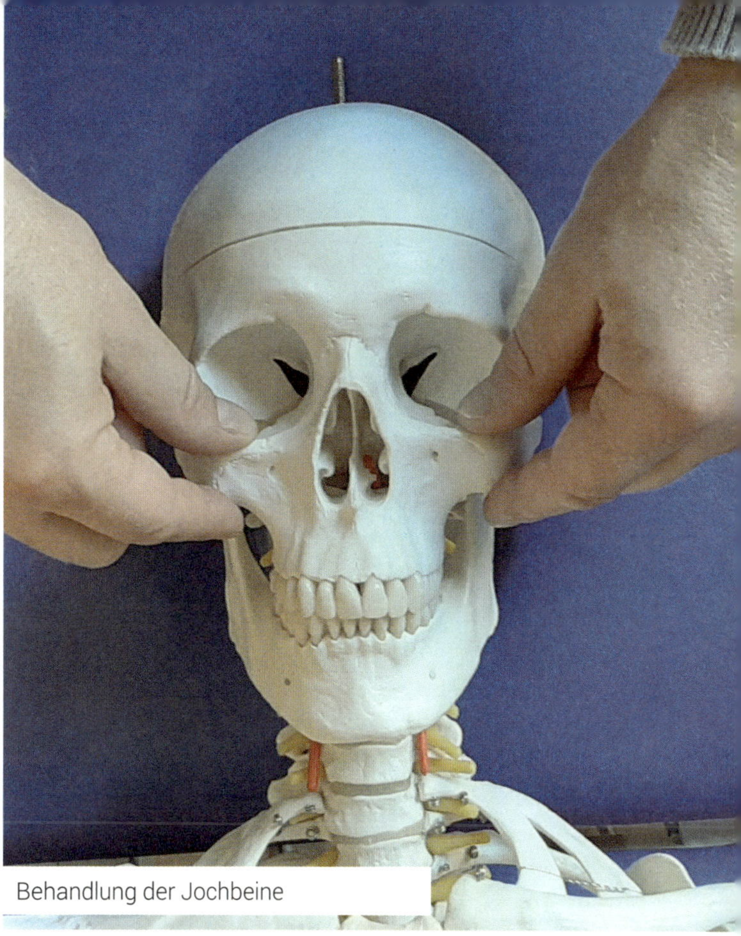
Behandlung der Jochbeine

MAXILLAE
(Oberkieferknochen)

Die Maxillae entwickeln sich ab der 7. Schwangerschaftswoche von vier Ossifikationszentren aus einer membranösen Matrix. Ab dem 4. Schwangerschaftsmonat entwickelt sich die maxillare Lufthöhle.

Die Maxilla wiegt ca. 7 g und artikuliert mit mindestens neun Knochen, mit ihren eigenen Zähnen und den gegenüberliegenden Zähnen an der Mandibula (*Unterkiefer*): mit der anderen Maxilla, dem Ethmoidale, einem Zygomaticum, einem Palatinum, einer inferioren Concha, einem Nasale, dem Fontale, einem Incisivknochen und dem Sphenoidale, wenn die Palatina fehlen. Ein Ast des V. Hirnnervs (*N. trigeminus*) verläuft durch den Oberkiefer. Die klassischen osteopathischen Rotationsachsen der Oberkieferknochen verlaufen entlang einer vertikalen Ebene durch die Mitte des harten Gaumens jeder Maxilla.

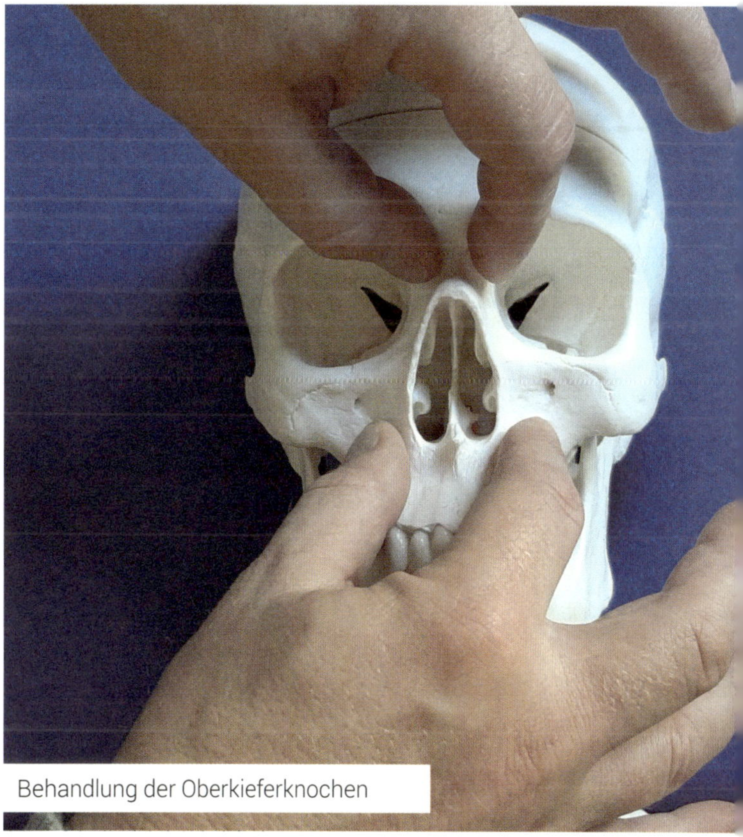
Behandlung der Oberkieferknochen

Einen sehr energetischen Kontakt, der die eigene psychische Erwartungshaltung regulierend beeinflusst, ist an Bl2 (in der Vertiefung am inneren Ende der Augenbraue, direkt über dem Augenwinkel) und Di20 (in den kleinen Furchen zu beiden Seiten der Nasenflügel).

Die Maxillae stehen in starker Verbindung zum Dickdarmmeridian.

OSSA PALATINA (Gaumenbeine)

Jedes Palatinum beginnt ab der 7. Schwangerschaftswoche von jeweils einem Ossifikationszentrum aus entlang der Verbindung der horizontalen und vertikalen Platten zu verknöchern.

Ein Palatinum wiegt ca. 0,5 g und artikuliert mit sechs anderen Knochen: dem anderen Palatinum, dem Sphenoidale, dem Ethmoidale, dem Vomer, einer Maxilla und einer inferioren Concha. Die Rotationsachse des Palatinums führt horizontal durch den Knochen – ähnlich der Achse des Os sphenoidale. Gleichzeitig wird das Bewegungsmuster stark von den Maxillae beeinflusst. Die Gaumenbeine übertragen die Kauenergie auf das Os sphenoidale und beeinflussen das limbische System und somit unseren emotionalen Zustand.

Geübte Osteopathen und Craniosacrale Therapeuten initiieren sowohl Kompression als auch Dekompression der Gaumenbeine mit den Zeigefingerkuppen.

MANDIBULA (Unterkieferknochen)

Die Mandibula entwickelt sich ab der 4. Schwangerschaftswoche aus drei Kiemenschlitzen, welche bereits ab der 5. Schwangerschaftswoche zu verknöchern beginnen. Nur die Claviculae (*Schlüsselbeine*) beginnen auch so früh zu verknöchern, denn diese Knochen sind zuständig für die ersten nachgeburtlichen Handlungen: Saugen und Halten.

Die Mandibula wiegt ca. 37,8 g und artikuliert mit den Temporalknochen über die beiden Menisceen und mit ihren 16 Zähnen durch Okklusion (*Zähne zusammenbeißen*) mit den 16 Zähnen der Maxillae. Durch die Mandibula zieht ein Ast des V. Hirnnervs (*N. trigeminus*). Die klassische Rotationsachse der Mandibula liegt an einer vertikalen Linie direkt posterior der Kinnmitte (*Protuberantia mentalis*). Der Unterkieferknochen ist für emotionale und mentale Informationen offener als jeder andere Schädelknochen. Zorn, Entschlossenheit, Furcht, Erstaunen und vieles mehr lösen subtile bis heftige Spannungen in der Mandibula und den Kiefergelenken aus. Die Mandibula ist Sinnbild, wie stark ein Individuum dem Druck von der Außenwelt standhält. Gleichzeitig beeinflussen sich der Unterkieferknochen und die Beckenbodenmuskulatur. Die Kiefergelenke stehen in Verbindung mit dem Kompressionsdruck im Atlantoaxialgelenk (*Gelenk zwischen 1. und 2. Halswirbel*) und zwingen bei geöffnetem Mund die gesamte Halswirbelsäule in eine verstärkte Lordose. Zahnregulierungen am Unterkiefer können orthopädische Beschwerden auslösen.

Die Mandibula lässt sich direkt am Kinn unterhalb des M. mentalis sehr leicht entwirren, indem man die Protuberantia mentalis mit den Fingerkuppen hält. Die Mandibula steht in starker Verbindung zum Dünndarmmeridian.

Bei **allen** Schädelknochen besteht ein starker Zusammenhang zwischen Spannungen im Knochen und den psychischen Eigenschaften eines Menschen. Depressionen, bei denen keine positive Zukunft mehr auszumalen ist, lassen sich durch Behandlung des Os sphenoidale dahingehend verändern, dass bei Betroffenen zumindest in der Vorstellungskraft eine rosigere Zukunft zu existieren beginnt. Die Suche nach innerer Sicherheit und Selbstbestimmtheit gestaltet sich in der Psychotherapie äußerst schwierig, wenn starke Spannungen und Verschiebungen im Os occipitale und im Sacrum vorhanden sind. Gerade das koordinierte Zusammenspiel der verschiedenen Berufsgruppen von Ärzten, Psychotherapeuten und manuellen Therapieformen (Osteopathie, Craniosacrale Therapie, Shiatsu u.v.m.) wird für jedes staatliche Gesundheitssystem zur Kostenersparnis – sehr zum Ärger mancher Lobbyisten und Nutznießer, die davor warnen müssen und Angst vor den Folgen einer therapeutischen und medizinischen Vernetzung verbreiten.

Ein besonderer Kontakt am Schädel beurteilt das Zusammenspiel eines Großteils der Schädelknochen. Ähnlich einem Orchester, in dem verschiedene Instrumentengattungen zusammenspielen und das Zusammenspiel *harmonisch und wohlklingend* einwirkt. Bei diesem Kontakt sind das Os frontale, das Os sphenoidale, die Ossa temporalia, die Mandibula, die Ossa parietalia und das Os occipitalis zu einem Orchester zusammengefasst und die *Stimmung* des Orchesters erfolgt über Kontakt an Meridianpunkten.

Dabei werden die:

- **Daumen auf M8**
  (*im Schläfenwinkel, knapp oberhalb der Haargrenze*)
  am Os frontalis
- **Zeigefinger auf G1**
  (*an den großen Flügeln des Os sphenoidale, an den Schläfen*)
- **Mittelfinger auf Dü19**
  (*an den Kiefergelenken zwischen Ossa temporalia und Mandibula*)
- **Ringfinger auf 3E17**
  (*zw. Ohrläppchen und Vorderrand des Processus mastoideus, auf den Querfortsätzen des Atlas*)
- **Kleinfinger auf G12**
  (*an der Sutur zwischen Processus mastoideus und Os occipitale*) gelegt.

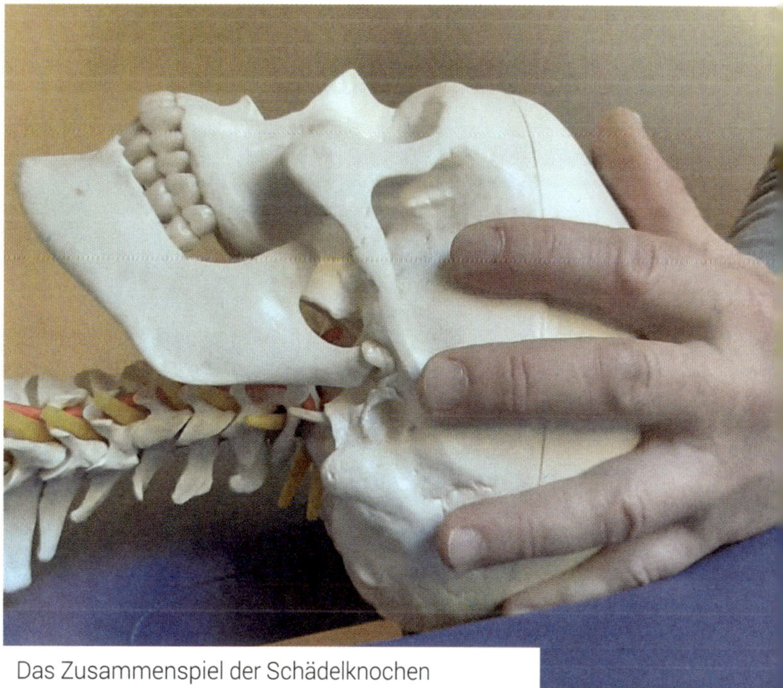

Das Zusammenspiel der Schädelknochen

Bei diesem Kontakt geht es weniger um osteopathisch korrekte Knochenpositionen, sondern um die Harmonie, das Zusammenspiel der Knochen, des umliegenden Bindegewebes und der Tsubos (*Akupressurpunkte*). Dieser Kontakt in Form eines modifizierten *Vold Hold* dient der Integration der Psyche, dem Ausgleich der Gefühle (beeinflusst das limbische System und die Hypophyse im emotionalen Körper) und der Integration nach spezifischen Korrekturbehandlungen. Tatsächlich wirken Meridianarbeit und Osteopathie weit über die Grenzen des strukturellen Körpers hinaus. Gefühle, Erwartungshaltungen und Charakterprägungen, der *Emotionale Körper*, der *Mentale Körper* und der *Traumkörper* werden mit verändert – jede Person in die urtümlich authentische Form und Einzigartigkeit. Tja, die Natur liebt eben die Vielfalt.

SCHULTERGELENKE

Die Reihe der Schultergelenke beginnt mit dem Sternoclaviculargelenk. Dieses Gelenk ist durch den Discus articularis (*Bandscheibe*) und die hohe Beweglichkeit etwas instabil. Zur Stabilisierung sind sehr starke Bandverbindungen (*Lig. costoclavicularis*) zwischen der 1. Rippe und der Clavicula vorhanden. Diese Verbindungen sind so stark, dass jede Verschiebung des 1. Brustwirbels (Th1) eine mechanische Kettenreaktion in Gang setzt, bei der nicht nur im Sternoclaviculargelenk (SCG), sondern auch im darauffolgenden Gelenk, dem Acromioclaviculargelenk (ACG), und im darauffolgenden Gelenk, dem Glenohumeralgelenk (GHG), und im darauffolgenden ... bis zu den Handgelenken Verschiebungen in der Gelenksmechanik (*Arthrokinematik*) auftreten.

Gleichzeitig sind auch die Nervenwurzeln C4 bis Th2 von zentraler Bedeutung, da Irritationen an den Nervenwurzeln unweigerlich zu muskulären Dysbalancen im Arm und Nackenbereich führen – was wiederum Einfluss auf die Gelenksmechanik nimmt.

Während das SCG und das ACG auf Dysbalancen gern mit Entzündungen und Arthrosen, welche lokal spürbar sind, reagieren, hat das glenohumerale Gelenk (GHG) eine sehr vielfältige Palette, auf sich aufmerksam zu machen. Die sensible Versorgung des GHG läuft hauptsächlich über die Nervenwurzel C5 (zwischen C4 und C5) und die Ausstrahlung eines Schmerzes aus dem GHG kann am gesamten lateralen Arm bis zu den dorsalen Handgelenksfalten spürbar sein. Dieses Phänomen des fortgeleiteten Schmerzes (*referred pain*) kann sogar so weit gehen, dass Personen mit einer Schmerzursache in der Schulter den Schmerz nur im Ellbogen und im Unterarm spüren.

Das eigentliche glenohumerale Gelenk ist ein Kugelgelenk und das beweglichste, das wir besitzen. Rund um die kleine, birnenförmige Gelenkspfanne (*Cavitas glenoidalis*) ist ein Ring aus faserknorpeligem Gewebe, das Labrum glenoidale, an dessen Spitze die lange Bicepssehne (*M. biceps humeri caput longum*) intraartikulär entspringt und durch den Sulcus intertubercularis (*Sulcus bicipitalis*) den Innenraum des Gelenks verlässt. Die beiden Gelenkspartner Caput humeri und Cavitas glenoidalis werden von einer sehr derben, fibrinhaltigen Gelenkskapsel geschützt, an deren Außenseite die Muskeln der Rotatorenmanschette mit zwei Dritteln ihrer Zugkraft inserieren. Zu diesen Muskeln zählen: der M. subscapularis (*Innenrotator*), der M. supraspinatus (*Abductor*), der M. infraspinatus (*Außenrotator*) und der M. teres minor (*Außenrotator*).

Mit Abstand am meisten Pathologien aus der Rotatorenmanschette weist der Musculus supraspinatus (*SSP, innerviert durch N. suprascapularis C4, C5, C6*) auf. Sein Verlauf von der Fossa supraspinata scapulae zum Oberrand des Tuberculum majus humeri passiert im letzten Viertel den Engpass zwischen dem Humeruskopf und der Acromion-Unterfläche, den Subacromialraum. Als Anpassung auf die ständigen Druckbelastungen im Subacromialraum entwickelte die Sehne die Fähigkeit, hyaline Knorpelzellen (*Gelenksknorpel*) einzulagern – sehr zum Leidwesen ihrer Zugfestigkeit, denn im Falle eines Sehnenrisses wird immer ein Loch in die Gelenkskapsel gerissen.

Der Raum zwischen Acromion und dem Humeruskopf (*Subacromialraum*) wird aufgrund seiner Enge und Möglichkeit zur Reibung durch eine Art *Schmierlager* geschont, die Bursa subacromialis. Dieser Schleimbeutel verhindert die Reibung zwischen dem M. supraspinatus (und je nach Gelenksposition auch den anderen Rotatorenmanschettenmuskeln) und der Unterfläche des Acromions, da die Bursa subacromialis dazwischengelagert ist. Vorwiegend durch muskuläre Dysbalancen kann sich diese Bursa entzünden, wobei kleine kristalline Ausflockungen im Flüssigkeitsfilm des Schleimbeutels entstehen, die zusätzlich reiben.

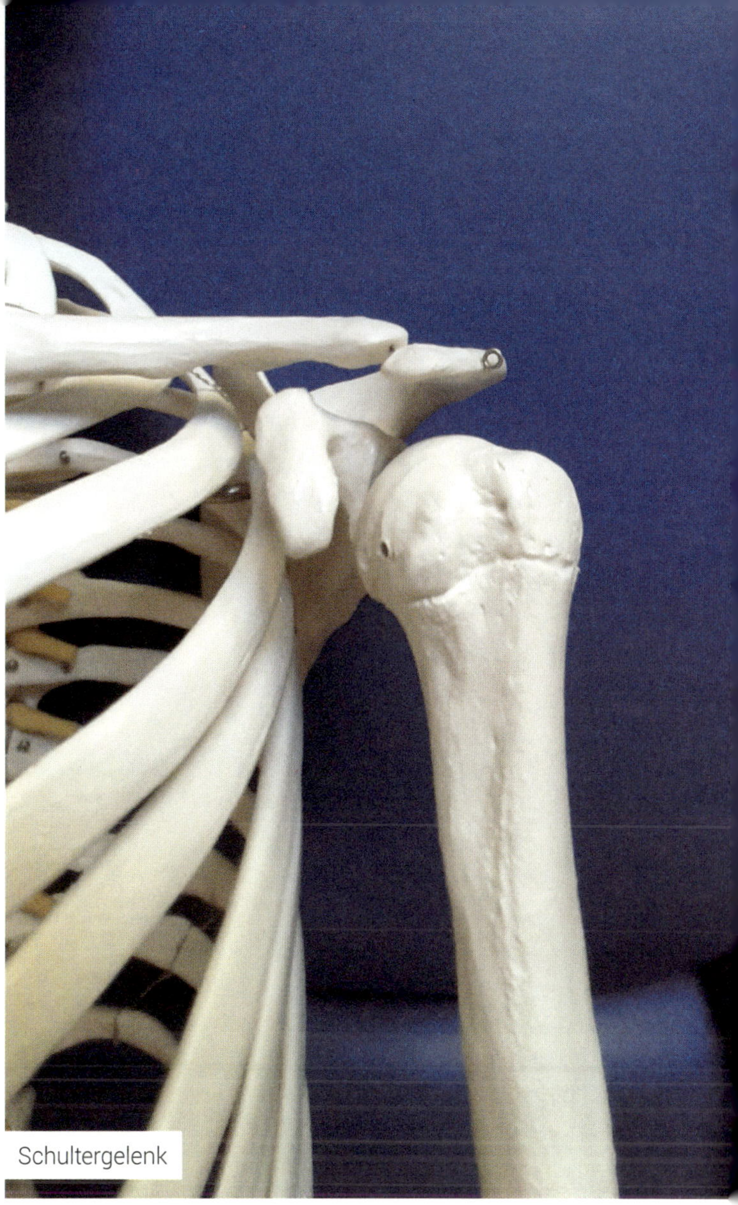

Schultergelenk

Resümee und Behandlungsmöglichkeiten:

Das SCG und das ACG werden sensibel von der Nervenwurzel C4 versorgt. Selbst minimalster Druck auf diese Nervenwurzel zwischen 3. und 4. Halswirbel kann ein Schmerzempfinden an diesen Gelenken auslösen. Diese Beeinflussung läuft auch umgekehrt: Entzündungen in SCG und ACG können die Nervenwurzel C4 samt Rückenmarkssegment reizen. Die Behandlung erfolgt durch Korrektur des 3. und 4. Halswirbels (samt aller Strukturen, welche diese beiden Wirbel beeinflussen).

Da die Position des Sternoclaviculargelenks und des Acromioclaviculargelenks direkt von der Position der ersten Rippe und des 1. Brustwirbels abhängt, ist auch die Position von Th1 von essentieller Bedeutung. Die Behandlung erfolgt durch Korrektur des ersten Brustwirbels (samt aller Strukturen, welche diesen Wirbel beeinflussen).

Das Glenohumeralgelenk wird sensibel von der Nervenwurzel C5 versorgt und steht mit dieser in einer Wechselwirkung. Die Muskulatur, welche das Gelenk zentriert, wird von den Nervenwurzeln C4–C7 versorgt. Selbst minimalster Druck auf eine dieser Nervenwurzeln zwischen 3. und 7. Halswirbel kann ein muskuläres Ungleichgewicht im Schultergelenk erzeugen (SSP, ISP und M. teres minor durch C4–C6, SSC durch C4–C7). Die Behandlung erfolgt durch Korrektur dieser Halswirbel (C3–C7) samt all den Strukturen, die für eine Verschiebung verantwortlich sind.

Eine Dysbalance des ersten Brustwirbels sowie die generelle Körperhaltung haben einen zusätzlichen Einfluss auf die Position des GHG. Die Behandlung erfolgt durch Haltungskorrektur und Neupositionierung von Th1 und der Schlüsselbeine (samt allen Strukturen, welche diese beeinflussen).

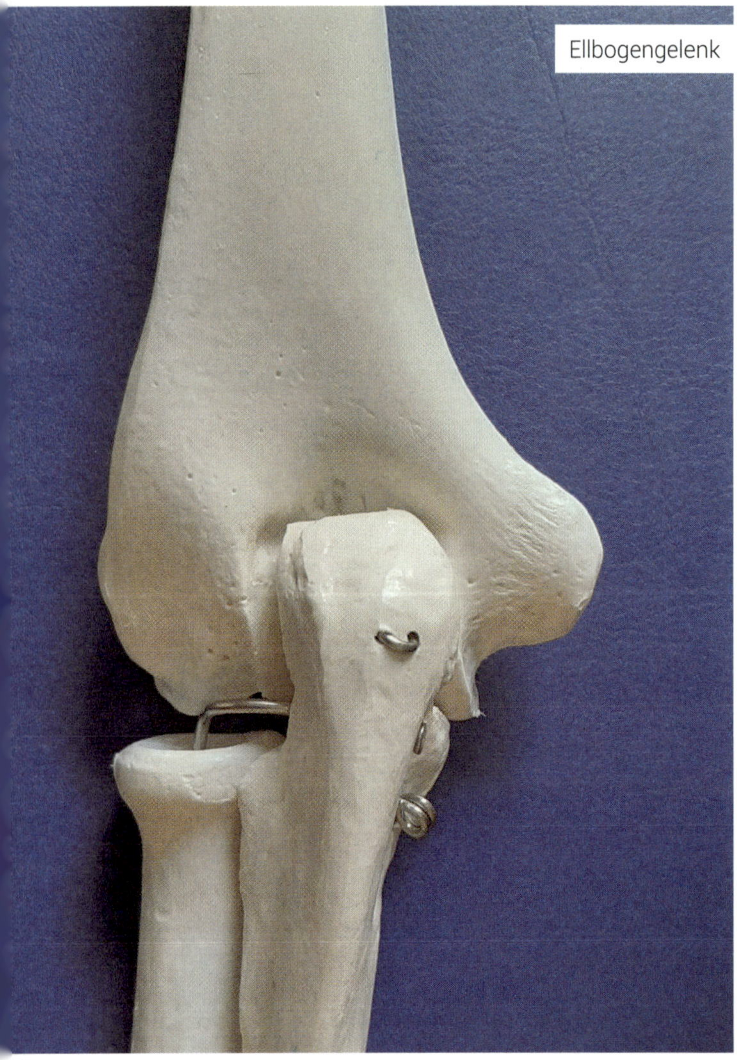
Ellbogengelenk

ELLBOGENGELENKE

Der Ellbogen besteht aus drei gelenkigen Verbindungen. Das größte dieser Gelenke ist das zwischen dem Oberarm und der Elle (*Humeroulnargelenk*), das durch seine kompakte Scharnierfunktion selten orthopädisch auffällig ist – abgesehen von freien Gelenkskörpern (*Corpus liberum*, welches operativ entfernt werden muss).

Das Humeroradialgelenk (*Gelenk zwischen Oberarm und Speiche*) ist durch seine Dreh-Scharnier-Funktion viel beweglicher und anfälliger. Kleine Verschiebungen in diesem Gelenk gehen meist Hand in Hand mit Überlastungserscheinungen der Muskulatur, wie es beim Tennisellbogen (*Tendinitis M. ext. carporadialis brevis*) klassischerweise vorkommt. Meist werden diese Verschiebungen durch die Halswirbelsäule und den ersten Brustwirbel ausgelöst. Die medizinische Behandlungspalette reicht von der Schiene bis zur Stoßwellentherapie und ist oft von mäßigem Erfolg gekrönt. Die unmittelbare Ursache liegt in einer Tangierung einer Nervenwurzel C5–C8 an der betroffenen Seite oder an einem verschobenen ersten Brustwirbel, der über die 1. Rippe und das Schlüsselbein eine Reihe von fehlgestellten Gelenken am Arm verursacht, und das resultierende, fasziale und muskuläre Ungleichgewicht sorgt für Probleme.

Das dritte Gelenk am Ellbogen ist das proximale Radioulnargelenk (*Gelenk zwischen Speiche und Elle, körpernah)*. Dieses Gelenk ist durch ein breites Band (*Lig. anulare radii*) stabilisiert. Die *reibungslose* Funktion des proximalen Radioulnargelenks ist ebenfalls sehr abhängig von der Halswirbelsäule und dem ersten Brustwirbel.

Resümee und Behandlungsmöglichkeiten:

Die Ellbogengelenke weisen eine Vielzahl an Pathologien sowohl innerhalb der Gelenkskapsel (freie Gelenkkörper, Arthrose etc.) als auch außerhalb an den Muskelansätzen (Tennisellbogen, Golfellbogen etc.) auf. Eine Vielzahl der Beschwerdebilder entsteht durch mechanische Diskrepanzen an den einzelnen Gelenken. Kleinste Abweichungen von einer natürlichen Gelenksmechanik entwickeln über die Zeit große Auswirkungen. Auch ständig vorgezogene Schultern, als körpersprachlicher Ausdruck von Unsicherheit, Schutzbedürftigkeit oder schlichtweg durch miserable Alltagshaltungen, verändern die Gelenkspositionen und die Mechanik am Ellbogen. Der Schlüssel für dauerhafte Behandlungserfolge liegt an einer guten Haltung, an einer guten Position der Armaufhängung und der Wirbelsäule.

HANDGELENKE

Neben einer Vielzahl von orthopädischen Problemen, welche im Bereich der Hand und Fingergelenke auftreten, möchte ich besonders das Carpaltunnelsyndrom und die Discopathie der Bandscheibe zwischen dem Radius und dem Os triquetrum erwähnen.

Bei einem klassischen Carpaltunnelsyndrom kommt es zu einer Reizung und Entzündung des N. medianus (C6, C7, C8, Th1) in jenem Engpass am Carpus (*Handwurzelknochen, Serie der Handgelenke)*. Durch den Carpaltunnel, mit einer Länge von ca. 5 cm und einem Durchmesser von ca. 1 cm,

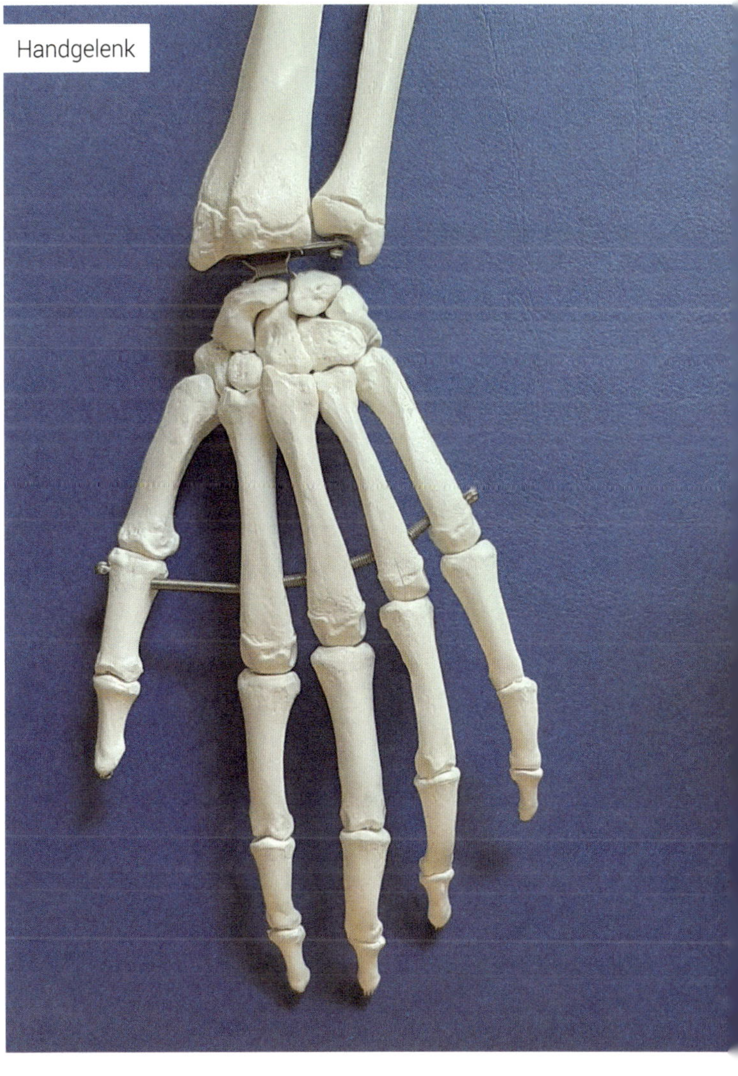

verlaufen 10 Strukturen: ganz tiefliegend vier Sehnen des M. flex. dig. profundus (C7, C8, Th1) samt Sehnenscheiden, darüber vier Sehnen des M. flex. dig. superficialis (C7, C8, Th1) samt Sehnenscheiden, darüber die Sehne des M. flex. poll. longus (C6), C7, C8, Th1) und darüber (direkt unterhalb des Retinaculum flexorum) verläuft der N. medianus. Entzündungen dieses Nervs im Carpaltunnel lösen Parästhesien (*Sensibilitätsstörungen*) und Schmerzen an der halben, daumenseitigen Handfläche und bevorzugt am Zeige- und Mittelfinger aus. Die Entzündung der N. medianus am Carpaltunnel setzt eine Bewegungseinschränkung dieser Nerven im Bereich der Neuroforamen an der Halswirbelsäule (C5–Th1) oder am Plexus brachialis an den Mm. scaleni in Gang.

Gleichzeitig kann eine Verschiebung des 1. Brustwirbels eine Kettenreaktion in Gang setzen, welche die Position des Radius (*Speiche*) geringfügig verändert. Dies kann zu einer Bewegungseinschränkung des N. medianus am Lacertus fibrosus (*eine Abzweigung der Bicepssehne, welche an der Tuberositas radii inseriert*) führen und damit auch ein Carpaltunnelsyndrom auslösen.

Die Kettenreaktion, welche ein dislozierter 1. Brustwirbel auslöst, ist zudem hauptverantwortlich für eine Discopathie (*Schädigung einer Bandscheibe*) zwischen der Ulna (*Elle*) und dem distal angrenzenden Handwurzelknochen (*Os triquetrum*). Dies führt klinisch dazu, dass Betroffene immer beim Abstützen einen eher stechenden Schmerz im zentralen bis ulnaren Carpusbereich verspüren. Dieser Abstützschmerz verschwindet in den meisten Fällen schlagartig durch eine Korrektur des ersten Brustwirbels.

Resümee und Behandlungsmöglichkeiten:
Die Möglichkeiten, Pathologien an den Handgelenken zu entwickeln, sind vielfältig. Sie reichen von genetischen Benachteiligungen bis zu einseitigen und zu starken Belastungen an den Handgelenken. Wie bei allen Armgelenken spielen Haltung, gute Position des Schultergürtels und der Halswirbel, einschließlich der ersten beiden Brustwirbel eine große Rolle.

HÜFTGELENK

Die Coxa (*Hüfte*) besitzt im Gegensatz zum glenohumeralen Gelenk kein Vakuumphänomen. Der Hüftkopf (*Caput femoris*) lässt sich unter Zug bis über 3 cm von der Pfanne distanzieren. Zudem ist die Hüftpfanne verhältnismäßig größer als der Hüftkopf, was Platz für Verschiebungen macht. Ein dezentrierter Hüftkopf (*der Caput femoris ist nicht an der tiefsten Stelle des Pfannengewölbes*) sorgt sofort für eine erhöhte Beinlänge. Die Hüftmuskulatur hält größtmöglich die Position des Caput femoris in der Pfanne, egal wo dieser gerade steht. Das sorgt für Beinlängendifferenzen und Beckenschiefstände, wie sie zu Beginn dieses Kapitels beschrieben wurden.

Das häufigste Beschwerdebild der Hüfte ist die Coxarthrose (*Knorpeldegeneration und Deformierung des Hüftgelenks*). Neben einer Vielzahl von stoffwechselbedingten Pathogenesen, die zu einer Coxarthrose führen, ist auch eine permanent, dezentriert belastete Hüfte eine Ursache. Eine permanente Tonuserhöhung des M. psoas major (dieser Muskel zieht von den vorderen Wirbelkörpern, den Querfortsätzen und den dazwischenliegenden Bandscheiben von Th12 bis L5 weg [*Ursprung*] zum Trochanter minor [*kleinerer Rollhügel*] an der Innenseite des Oberschenkelknochens) ist immer Wegbereiter für eine Coxarthrose. Die nervale Versorgung des M. psoas major läuft über den Plexus lumbalis (Nervenwurzeln L1, L2, L3, L4). Dieser Muskel, bei Kühen und Schweinen als *Lungenbraten* bezeichnet, ist stark mit den darüberliegenden Nieren in Verbindung. Sowohl die Position des Hüftgelenks als auch der Tonus des M. psoas major lassen sich mit einer Vielzahl von Techniken bestens behandeln.

Resümee und Behandlungsmöglichkeiten:

Das Hüftgelenk ist sehr anfällig bei einer permanenten Spannungserhöhung des M. psoas major. Deshalb ist die Behandlung dieses Muskels oft ein Schlüssel für den Behandlungserfolg. Die Hüfte leidet auch unter einer Fehlstellung des Kopfes in der Pfanne. Diese Fehlstellungen verursachen immer ein *längeres* Bein, welches sehr leicht korrigiert werden kann. Die Übung zur Zentrierung des Hüftkopfs nach der Dorn-Methode ist dabei äußerst effizient. Auch leidet das Hüftgelenk sehr unter einer vor- oder zurückgedrehten Beckenschaufel, da diese Fehlstellungen die Position der Pfanne verändern. Dadurch verschieben sich Belastungsflächen im Gelenk und die Hüftmuskulatur findet veränderte Verläufe vor. In diesem Fall ist die Beckensymmetrie mit den bereits beschriebenen Methoden wieder herzustellen.

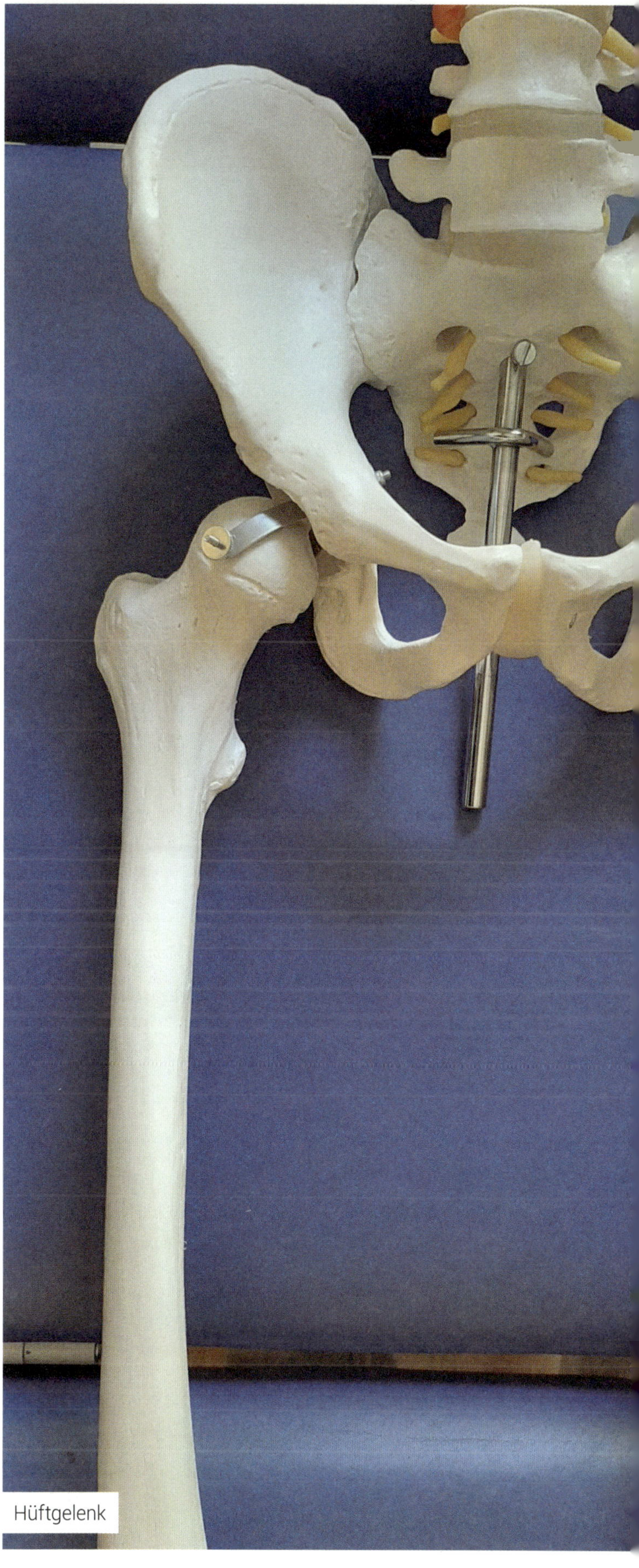

Hüftgelenk

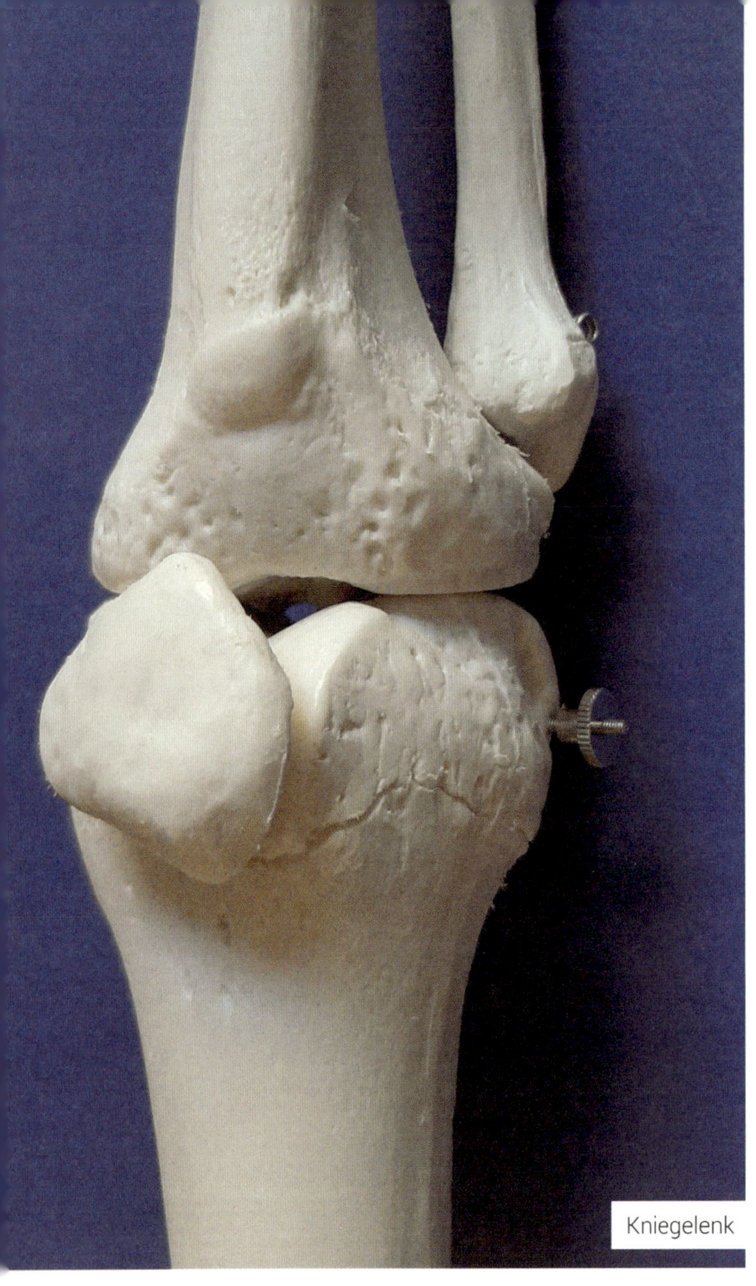

Kniegelenk

KNIEGELENKE

Im Bereich des Knies finden wir drei gelenkige Verbindungen: das femorotibiale Gelenk, das patellofemorale Gelenk und das proximale tibiofibulare Gelenk. Das femorotibiale Gelenk, also das Gelenk zwischen dem Oberschenkelknochen (*Femur*) und dem Schienbein (*Tibia*), ist das größte Gelenk unseres Körpers und aufgrund seiner Position zwischen den längsten Hebeln (*Oberschenkel und Unterschenkel*) den stärksten mechanischen Kräften ausgesetzt. Aufgrund dieser hohen Drehmomentkräfte befinden sich im Knie einige zusätzliche, stabilisierende Strukturen: die Kreuzbänder und die Meniscen.

Die Kreuzbänder (*Lig. cruciatum anterius* und *Lig. cruciatum posterius)* stabilisieren das femorotibiale Gelenk bei Flexions- und Extensionsbewegungen. Sie sind embryologisch so früh angelegt, dass sie die Formung der knorpeligen Gelenksfläche des Oberschenkels (*Epicondylus medialis* und *Epicondylus lateralis femoris*) mit beeinflussen. Die Kreuzbänder bestehen aus fibrinogenem Bindegewebe, dessen Faserausrichtung verflochten wirkt. Das bedingt, dass bei jeder Gelenksposition im Knie irgendwelche Fasern unter Spannung sind und stabilisieren. Die Kreuzbänder befinden sich in einer Rinne zwischen den Oberschenkelcondylen (*Fossa intercondylaris* oder *Notch*).

Die Meniscen sind als zwei *hörnchenförmige*, faserknorpelige Strukturen auf dem Schienbeinplateau gelagert (*Meniscus medialis* und *Meniscus lateralis*). Sie umschließen die belastete Zone, in der das Körpergewicht vom Oberschenkel auf den Unterschenkel übertragen wird. Da die belastete Zone am Schienbeinplateau bei Extension weiter vorne ist und bei Flexion nach hinten wandert, müssen die Meniscen dieser Dynamik folgen, um nicht verletzt zu werden. Die Meniscen haben Verbindungen zur Gelenkskapsel zur hinteren Oberschenkelmuskulatur (*M. biceps femoris*) und eine hohe Anzahl an Nervenrezeptoren, welche ständig unserem Zentralnervensystem Informationen über Druck, Position und Geschwindigkeit im Kniegelenk liefern, damit dieses schnellstmöglich über die Muskulatur Verletzungen verhindern kann.

Die sensible Versorgung des femorotibialen Gelenks erfolgt über den N. femoralis (L1–L4) und den N. ischiadicus (L4–S3), wobei die Nervenwurzel L4 eine zentrale Rolle spielt.

Das patellofemorale Gelenk, also das Gelenk zwischen dem Oberschenkel und der Kniescheibe (*Patella*), dient als Gleitlager, welches die Kräfte des M. quadriceps auf den Unterschenkel überträgt. Superior der Patella befindet sich die faltenförmige Erweiterung der Kniegelenkskapsel (*Recessus suprapatellaris*), welche die nötige Länge an Fibrinfasern liefert, um das Knie vollständig beugen zu können. Dauerspannung von Fasern des M. quadriceps femoris führen zu Arthrosen im Gelenk. Verschiebungen am Becken oder der Magenmeridian haben direkte Auswirkungen auf die Spannung des M. quadriceps femoris (L2–L4). Die sensible Versorgung des patellofemoralen Gelenks erfolgt über die Nervenwurzeln L3 und L4.

Das proximale tibiofibulare Gelenk, also das Gelenk zwischen dem Wadenbeinköpfchen und dem Schienbein, ist in erster Linie von der exakten Position der Fibula abhängig. Direkt unterhalb des Wadenbeinköpfchens verläuft der N. peroneus communis, welcher durch Positionsveränderungen des Knochens, besonders nach distal, sehr schnell gereizt wird. Verschiebungen der Fibula nach distal sind oft Relikt eines längst vergangenen Inversionstraumas am Sprunggelenk.

Resümee und Behandlungsmöglichkeiten:
Sowohl das patellofemorale Gelenk als auch das tibiofemorale Gelenk sind unmittelbar von einem perfekten Zusammenspiel der umgebenden Muskulatur abhängig. Sämtliche Muskeln, die ihren Ursprung am Becken haben und das Knie bewegen, sind unmittelbar von einer korrekten Position beider Beckenhälften abhängig. Durch die Verschiebung einer Beckenhälfte sind diese Muskeln (*M. tensor fasciae latae, M. rectus femoris, M. gracilis, M. adductor longus, M. biceps femoris caput longum, M. semitendinosus, M. semimembranosus)* in Spannung und Funktion gestört und beeinflussen das Gleit- und Scherverhalten im Knie (meist zum Leidwesen der Meniscen).

Die Behandlung erfolgt durch eine Korrektur des Beckens samt aller Strukturen, welche für diese Dysbalance verantwortlich waren (Dickdarm, Oss. temporalia u.v.m.). Ein gestörtes Bewegungsverhalten im Knie lösen auch Tangierungen von Nervenwurzeln von L2 bis L5 durch die direkte Beeinflussung der Beinmuskulatur aus. Auch der Einfluss der Meridiane ist am Knie deutlich spürbar: So können Magenbeschwerden beispielsweise als patellofemorale Arthrose spürbar werden. Das tibiofibulare Gelenk ist in erster Linie von der korrekten Position des Wadenbeins sowie den Sprunggelenken abhängig. Es reagiert auch stark auf den Gallenblasenmeridian. Neben Arthrosen in diesem Gelenk kann auch der N. peroneus communis, welcher direkt distal des Tibiofibulargelenks verläuft, reagieren.

Schmerzen in diesem Gelenk können auch von einer Tangierung der Nervenwurzel L4 (zwischen 4. und 5. Lendenwirbel) herrühren. Auch ein kaputtes Hüftgelenk kann einen fortgeleiteten Schmerz ins Knie projizieren.

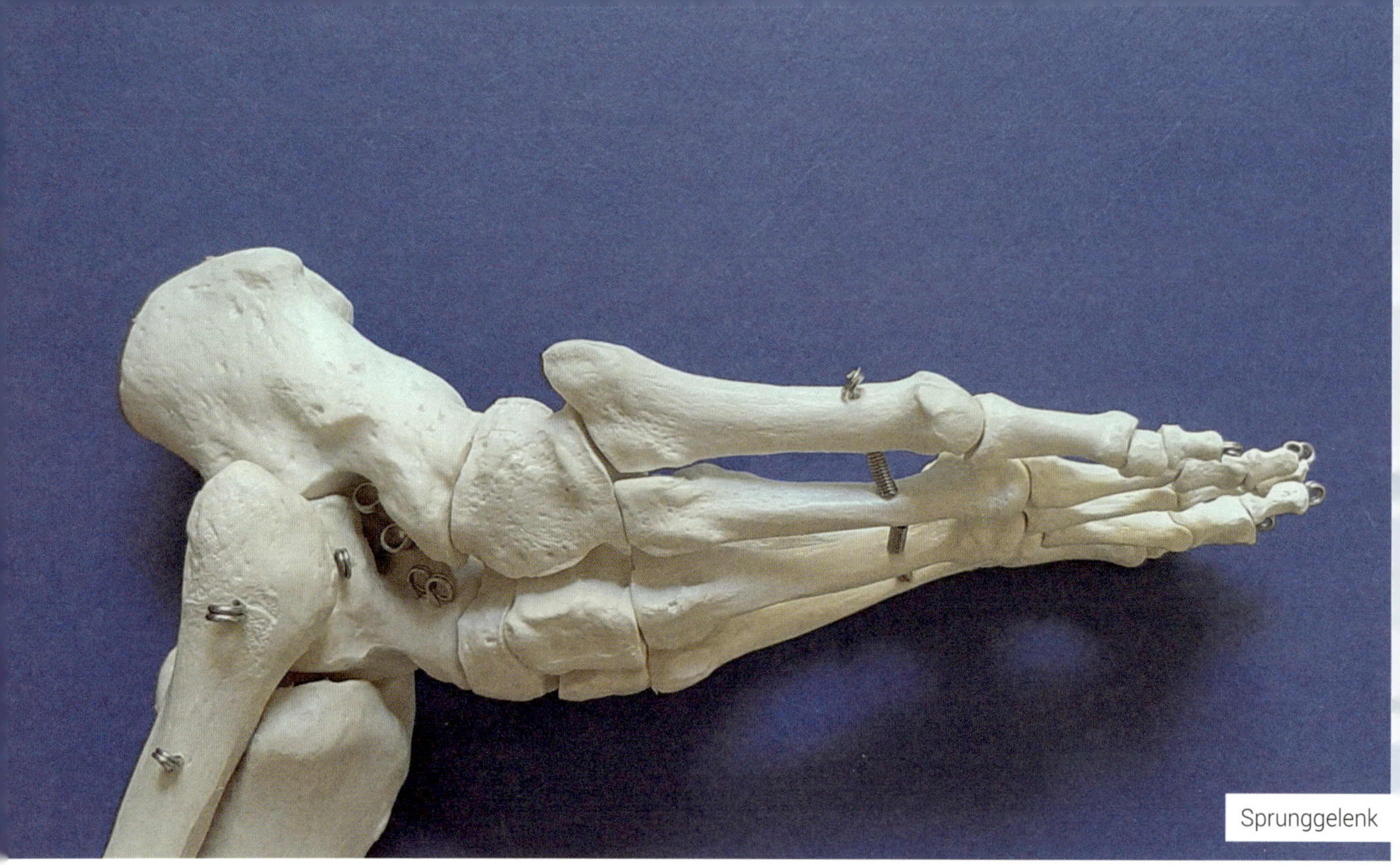

SPRUNGGELENKE

Die Komplexität der gelenkigen Verbindungen am Fuß sprengt den Rahmen eines Buches, deshalb möchte ich mich den häufigsten Beschwerdebildern an den Sprunggelenken und dem Fuß widmen.

Das Inversionstrauma (*umknöcheln*, „um-böckeln" auf mostviertlerisch) gibt es in zwei Variationen: Einerseits kann man sich den Vorfuß nach unten (*plantar*) und innen (*varus*) am Lig. fibulotalare anterius, wenn man wo hängen bleibt, verletzen. Dieses evolutionär sehr junge Band verhindert ein Vorwärtsgleiten der Talus (*Sprungbein*) gegenüber Schien- und Wadenbein und reißt gerne bei entsprechender Belastung. Eine fast vollständige (bis auf *Stop and Go*-Sportarten) Rehabilitation ist naturgemäß vorhanden.

Andererseits kann man auch seitlich umknöcheln, wobei die Hauptlast des Traumas auf das Lig. fibulocalcaneare (*zieht vom Außenknöchel zum Fersenbein*) fällt. Dabei gibt es zwei Szenarien: Das Außenband kann reißen oder es zieht das gesamte Wadenbein nach unten. In beiden Fällen ist die Aufklappbarkeit am Gelenk, welche in der Unfallambulanz untersucht wird, erhöht. In beiden Fällen wird die Therapie gemäß einer Bandruptur durchgeführt, wobei es keine Bandruptur sein muss. Überprüft man bei einem stehenden Menschen die Höhe der Außenknöchel (*Malleolus lateralis*), welche ja Teil des Wadenbeins sind, nach einem Inversionstrauma, so ist bei über 50 Prozent der Betroffenen der Knöchel tiefer (*inferior*) als an der gesunden Seite. Auch radiologisch ist diese Dislokation der Fibula gut zu erkennen. Das ganze Wadenbein kann bei einem Inversionstrauma um mehrere Millimeter nach unten gezogen werden und verharrt in der Fehlposition. Dadurch sind Ursprung und Ansatz des Bandes angenähert und das Band wirkt wie gerissen, weil es mehr Spiel im Sinne einer seitlichen Aufklappbarkeit zulässt. Erst durch eine Korrektur des Wadenbeins nach cranial (*oben*) stellt sich die seitliche Stabilität in den Sprunggelenken wieder her, das Lig. fibulocalcaneare ist wieder gespannt.

Im Gelenk zwischen Talus (*Sprungbein*) und Calcaneus (*Fersenbein*) befindet sich ein Kanal (*medial als Sinus tarsi, lateral als Canalus tarsi bekannt*), der vollgepackt mit Nervenrezeptoren ist. Von hier aus haben sämtliche Dämpfungsvorgänge, welche bei jedem Schritt das Körpergewicht durch Muskelspannungen und leichte Verkippungen und Verdrehungen der Beinknochen abfedern, ihren Ursprung. Sanfte Traktionen (*Ziehungen*) in diesem Gelenk optimieren die Beindämpfung und mildern Überlastungsbeschwerden.

Eine sehr häufige Diagnose rund um den Fuß ist der Fersensporn (*eine entzündliche Verknöcherung des Ansatzes der Plantarfaszie am Ursprung am Calcaneus*). Diese Bindegewebsplatte ist in Bezug auf ihre Spannung ein Ausläufer der hinteren Faszienautobahn (*sie beginnt am Siebbein der Nase und reicht über die Achillessehne bis zur Plantarfaszie*) und ist deshalb sehr anfällig für Überlastungsbeschwerden. Im Grunde kommt es aufgrund einer Überspannung der Plantarfaszie am knöchernen Ansatz des Fersenbeins zu einer Entzündung, welche durch den verminderten lokalen Stoffwechsel (*jede Überspannung im Bindegewebe und Muskelgewebe vermindert den dortigen arteriellen und venösen Bluttransport*) nicht natürlich ausheilen kann. Als *Selbstschutz* pflastert der Körper das entzündete Areal mit Knochenzellen zu, um weitere mechanische Reizung zu verhindern – gut gemeint, aber so entsteht der klassische, im Röntgen sichtbare Fersensporn, der jede Belastung der Ferse mit stechendem Schmerz erfüllt. Die bisherigen Versuche der Schulmedizin, dieser verknöchernden Entzündung mit Infiltrationen oder Stoßwellenzertrümmerung Herr zu werden, sind statistisch nicht von großem Erfolg gekrönt, weil die Überspannung der Plantarfaszie nicht berücksichtigt wird. Erst eine Lösung der Überspannung, welche an den knöchernen Verwachsungen der harten Hirnhaut (*Dura Mater*) seine Ursache hat, lässt die Entzündung am Fersensporn auf natürlichem Weg innerhalb von 5 bis 10 Tagen abheilen und die Beschwerden sind weg. In der traditionell chinesischen Medizin (TCM) wird diese Entzündung als *feuchte Kälte in der Knochenhaut* des Calcaneus angesehen. Das erklärt auch, warum sich die Entzündung am Fersenbein, konträr zum Hausverstand, nur durch Wärme und Hitze positiv behandeln lässt. Kältebehandlungen an einem Fersensporn verschlimmern IMMER das Beschwerdebild. Die Ausheilung eines Fersensporns erfolgt mit Wärme/Hitze und der Lösung der Überspannung der gesamten hinteren Faszienautobahn. Dabei kann die Ursache bei einem verschobenen Nasenbein, einem verschobenen oberen Halswirbel (C1–C3), einem verschobenen Becken oder einem verschobenen Kreuzbein liegen. Die Spannung pflanzt sich über das Lig. sacrotuberale, den M. biceps femoris, über die hintere Wadenmuskulatur und über die Achillessehne bis über die Knochenhaut des Calcaneus zur Plantarfaszie fort.

Resümee und Behandlungsmöglichkeiten:

Behandlungskonzepte wie die Spiraldynamik widmen sehr viel Aufmerksamkeit der *Aufrichtung der Füße*. Zwischen Talus

(*Sprungbein*) und Calcaneus (*Fersenbein*) existiert ein *Kanal*, welcher vollgepackt mit Nervenrezeptoren die Koordination der Beinmuskulatur und die Abfederung bei jedem Schritt koordiniert. Dieser Kanal endet außen (*lateral*) als Sinus tarsi und innen (*medial*) als Canalus tarsi. Von hier aus wird der gesamte Körper beeinflusst, die gesamte hintere *Faszienautobahn* beeinflusst die Sprunggelenke. Deshalb ist es bei Beschwerden in den Sprunggelenken und bei Fehlstellungen essenziell, das Behandlungsgebiet auf den gesamten Körper, besonders auf die knöchernen und faszialen Strukturen des Kopfes auszuweiten. Gleichzeitig bringen Behandlungen am unteren Sprunggelenk (*zwischen Talus und Calcaneus*) Reaktionen am Becken und am Kopf mit sich, die sehr tiefenentspannend wirken und auch Spontankorrekturen von Knochen am ganzen Körper auslösen können.

Wissenschaftlich lassen sich die Reaktionen, welche bei einer achtsamen, strukturellen Berührung entstehen, schwer nachvollziehen. Je nach individueller Veranlagung werden, bei ein und derselben Berührung, bei unterschiedlichen Personen unterschiedliche Reaktionen ausgelöst. Selbst bei ein und derselben Person löst die exakt gleiche Berührung an unterschiedlichen Tagen unterschiedliche Reaktionen aus. Ein Albtraum für die Wissenschaft – aber das war der Faktor Mensch schon immer. Deshalb kann die berührende Körperarbeit letztendlich nur als Kunstform angesehen werden, die es schafft, Dynamiken zur Selbstregulation auszulösen, zu kanalisieren und ein besseres Niveau von innerem Gleichgewicht wieder zu festigen.

EMOTIONALER KÖRPER

Mit dem emotionalen Körper sind all unsere Anteile gemeint, welche die Qualität unseres Handelns beschreiben. Wenn wir Auto fahren, so können wir dies gelassen, aggressiv, ungeduldig, ängstlich, zuvorkommend oder abwesend tun: Die physikalischen Gegebenheiten (Zeit, Geschwindigkeit, Kraftstoffverbrauch usw.) werden je nach emotionalem Zustand Abweichungen erfahren. Unsere Emotionen verändern auch unseren strukturellen Körper: in Mimik, Körpersprache und Haltung im Außen und innerlich, als fasziale Spannungen, Knochenpositionen, muskuläre Dysbalancen u.v.m. Die Summe des Zusammenspiels aus Chi, neuronalen Impulsen, Hormonen und chemischen Substanzen, Ernährung, viszeralen und faszialen Spannungen, Chakren und Erregungszuständen, welche die Qualität unseres Handelns beeinflusst, ist unser emotionaler Körper. Er ist nicht sichtbar und doch spüren wir seine Auswirkungen jeden Tag. Unsere Emotionen spiegeln sich genauso wie unsere Gedanken und unser Charakter in der Körperhaltung wider und wirken so auf unseren Bewegungsapparat.

Emotionale Erfahrungen sind im Körper doppelt abgespeichert. Zum einen dient das limbische System als *Bibliothekar* unserer emotionalen Erfahrungen, zum anderen sind diese Erfahrungen als Faszien- und Organspannungen im Körper abgespeichert, welche ihrerseits durch Wirbelverschiebungen und statische Asymmetrien Physiotherapeuten, Ärzte, Shiatsu-Praktiker, Osteopathen usw. fordern. Wir alle kennen dieses Phänomen: Eine Berührung an der richtigen Stelle und die/der Klient/in *heult* los! Was tun? Reden? Analysieren? Nein – **Ablenkung** des limbischen Systems (und somit des Bibliothekars) hilft, diese Emotionen und Spannungen dauerhaft loszuwerden (das Buch aus der Bibliothek zu entfernen).

Die einfachste Form der Ablenkung des limbischen Systems besteht im *Streicheln* entlang des Lenkergefäßes am Kopf, von der Nasenwurzel bis zum Nacken. Diese einfache Technik hilft bei gleichzeitigem Kontakt an der emotionalen Spannung (bei Upledger wird diese emotionale Spannung als *Energiezyste* bezeichnet), diese dauerhaft loszuwerden.

Das limbische System (*Limbus* heißt eigentlich nur *Rand*) besteht aus verschiedenen Strukturen des ZNS (*zentrales Nervensystem*): Der Hippocampus (*Seepferdchen*) gilt als Tor zum Gehirn. Er (genauer gesagt beide *Hippocampi*) ist stark bei der räumlichen Orientierung beteiligt und scheint so etwas wie die *Zentrale des limbischen Systems* zu sein. Die Amygdala (*Mandelkern*) ist die *Alarmanlage des limbischen Systems*. Sie bekommt von den Sinnesorganen eine komprimierte Auswahl der wichtigsten Informationen geliefert, analysiert sie und leitet notfalls die lebenswichtigen Reaktionen dazu ein. Die beiden Mandelkerne sind sehr aktiv, wenn es um Angst und starke Affekte geht. Auch für den Sexualtrieb sind sie sehr wichtig. Der olfaktorische Cortex (*Riechhirn*) sitzt über der Nase und sendet Informationen des Geruchssinnes auf kurzem Weg zum limbischen System. Der ziemlich große Gyrus cinguli (*Gürtelwindung*) gehört lagebezogen bereits zum Großhirn und spielt eine wichtige Rolle bei Aufmerksamkeit und Konzentration. Ganz klein hingegen sieht das Corpus mamillare (*Brustwarzenkörper*) aus, dessen beide Kerngebiete beim Abspeichern von Gedächtnisinhalten entscheidend sein dürften. Der Thalamus (unser *Schlafzimmer*) ist direkt unter dem Großhirn und wird nur teilweise zum limbischen System gezählt. Der orbifrontale Cortex (*an der Stirn, zur Augenhöhle hin*) gehört zum Großhirn, enthält aber viele limbische Funktionen, ebenso wie der ventromediale Cortex (*in der Mitte nach vorne*).

Jeder Teil des Gehirns ist über ein bis zwei Nervenbahnen direkt mit dem limbischen System verbunden, sodass der Neurobiologe Gerhard Roth das gesamte Gehirn *als mehr oder weniger limbisch* bezeichnet. Je mehr Aktivität im limbischen System herrscht (je größer die Emotionen), desto mehr sind unsere kognitiven Fähigkeiten in der Großhirnrinde *gehemmt*. Sprüche wie: *Du brauchst keine Angst zu haben* sind bei einer Person, die gerade Angst hat, vollkommen sinnlos – die Vernunft versagt: Umarmen, Streicheln und Festhalten helfen die Situation a-medikamentös zu lindern.

Um hartnäckigere, emotionale Spannungen in der Behandlung loszuwerden, eignet sich eine Klopftechnik, bei der Bl2 (am medialen Ende der Augenbrauen) und LG20 (an der höchsten Stelle des Kopfes (wo Wale und Delfine die Atemöffnung entwickelten) nacheinander ca. 20 Mal beklopft werden, während die Klientin oder der Klient beide Augen von unten nach oben und zurück bewegt. Dabei kommt es zu einer starken *Ablenkung* des limbischen Systems und der Körper hat momentan keine Ahnung, wozu er die emotionale Spannung im Faszien-/Organsystem überhaupt speichern sollte. Dadurch wird es bedeutend leichter, diese Spannungen, welche direkt die Wirbelsäule und die Positionen einzelner Wirbel beeinflussen, loszulassen und dadurch bleibende Korrekturen an der Wirbelsäule durchführen zu können. Korrigiert man einen Wirbel (egal durch welche Technik!), ohne vorher verursachende Spannungen am Organsystem gelöst zu haben, so verschiebt sich dieser Wirbel fast immer erneut!

In der praktischen, therapeutischen Anwendung wird zuerst ein Doppelkontakt ausgeführt:

Eine Hand berührt das angespannte Organ, die andere den Dornfortsatz des betroffenen Wirbels. Sobald das Zentrum der Spannung am Organ mit adäquatem Druck berührt wird, löst dies eine Veränderung der Spannung am Dornfortsatz des betroffenen Wirbels aus. Danach löst man den Kontakt am Wirbel, um die Klopftechnik am Kopf durchzuführen (LG20 und Bl2), während man gleichzeitig die Spannung am Organ mit dem Tastsinn der anderen Hand beurteilt. Nach mehrmaligem Klopfen am Kopf und Augenbewegungen löst sich die fasziale Spannung am Organ und die betroffenen Wirbel können anschließend erfolgreich und anhaltend korrigiert werden. Abgespeicherte emotionale Spannungen liegen meist in Organsystemen und deren Aufhängungen an der Wirbelsäule.

Das *Beklopfen des Kopfes* ist Bestandteil von einigen ganzheitlichen Behandlungskonzepten, wie beispielsweise *Body Talk* von John Veltheim. Oft reicht es, einfach den Kopf zu streicheln oder aufzufordern, die Augen zu bewegen, damit emotionale Spannungen im Organ- und Fasziengewebe dauerhaft verschwinden.

SCHILDDRÜSE
(Glandula thyroidea)

Die **Schilddrüse** ist lokalisiert zwischen dem Schildknorpel des Kehlkopfs und der Fossa jugularis. Sie steht stark mit C7, dem Vertebra prominens, in Verbindung. Der emotionale Speicher der Schilddrüse ist vor allem für Diskrepanzen des *Selbstwertes* empfänglich. Als Selbstwert gelten das Vermögen und der Antrieb, das eigene Leben so zu gestalten, dass man es ehrlich genießen kann und das Leben als schön empfindet. Selbstwert hat nichts mit Pfauengehabe oder Narzissmus zu tun.

Weitere Emotionen, welche sich in der Schilddrüse abspeichern, sind das Gefühl von Erniedrigung und das Gefühl der Unentschlossenheit. Bei älteren Menschen, meist Frauen, entwickelt sich eine starke Verdickung des subcutanen Bindegewebes am 7. Halswirbel, im Volksmund *Kummerbuckel* genannt. Dabei ist die emotionale Information der Schilddrüse dahingehend gestört, dass Betroffene es gerne allen anderen recht machen und sich schuldig fühlen, so zu handeln. Natürlich leisten auch andere Organsysteme, wie der Magen, ihren Beitrag dazu. Harmonische Zustände der Schilddrüse bewirken ein Gefühl der Entschlossenheit und der Einsatzbereitschaft.

Die nervale sympathische Versorgung erfolgt über das Ganglion cervicale sup. (Nervenwurzeln C1–4) und das Ganglion cervicale med. (Nervenwurzeln C5–6). Die nervale parasympathische Versorgung erfolgt über den N. laryngeus sup. - ein Ast des N. vagus (10. Hirnnerv). Oft bewirken Behandlungen der Schilddrüse und der Wirbelsäule eine Normalisierung der hormonellen Aktivität der Schilddrüse (Über- oder Unterfunktion). Der Umkehrschluss, dass eine emotionale Behandlung der Schilddrüse immer auf die hormonelle Aktivität Einfluss nimmt, ist nicht zulässig.

Aus energetischer Sicht steht die Schilddrüse mit dem Erdelement (*Magenmeridian und Milz-Pankreas-Meridian*) in Verbindung. Die Fähigkeit **nein** zu sagen, einen Standpunkt zu haben und gutes Selbstvertrauen werden dem Erdelement zugeschrieben. Gleichzeitig hegt die Schilddrüse über den 7. Halswirbel gute Beziehungen zum Dickdarmmeridian (Metallelement) und zum Dünndarmmeridian (Feuerelement). Der an C7 ansässige Tsubo (*Akupressurpunkt*) ist Lg14, welcher als *Großer Wirbel* oder *Spinne* (deren Beine die Verbindungen zu den Meridianen darstellen) bezeichnet wird.

LUNGE
(Pulmones)

Die **Lunge** ist durch Unterdruck im Thorax an das Zwerchfell und Rippenfell *angesogen*. Sie steht stark mit Th1 und Th3 in Verbindung und ist über Lu1 (Schultervorderseite unmittelbar inferior des Processus coracoideus [*Rabenschnabelfortsatz*]) emotional zu aktivieren. Spannungen im Lungengewebe und in den Faszien der Lunge führen meist zu einer Verschiebung des 1. Brustwirbels samt den orthopädischen Konsequenzen (in Kapitel 1 *Struktureller Körper* beschrieben). Der emotionale Speicher der Lunge ist für die *Freiheit* zur Selbstverwirklichung empfänglich. Weitere Emotionen, welche sich in der Lunge abspeichern, sind die Gefühle von Trauer, Kummer und Sehnsucht.

Harmonische Zustände der Lunge bewirken ein Gefühl der schöpferischen Kraft des Wortes und bewirken eine gute Kommunikation der Persönlichkeit in der Welt. Die nervale sympathische Versorgung erfolgt über das Ganglion cervico thorac. (Nervenwurzeln Th1–5). Dabei sind der 1. und der 3. Brustwirbel am häufigsten betroffen. Die nervale parasympathische Versorgung erfolgt über den N. vagus. Die pathologischen Beschwerdebilder der Lunge reichen von Zellveränderungen (*Karzinome*) bis zu vegetativen Dysfunktionen (*Asthma bronchiale*). Gerade der Bronchiospasmus (*Krampf der Schließmuskeln am Eingang der Bronchien*) als Teil des Beschwerdebildes von Asthma lässt sich sehr zuverlässig durch eine Behandlung des N. vagus an der Schädelbasis regulieren.

Aus energetischer Sicht steht die Lunge mit dem Metallelement (*Lungen- und Dickdarmmeridian*) in Verbindung. Der 3. Brustwirbel hat einen starken Bezug zu Bl13, welcher an der Austrittstelle der Nervenwurzel Th3 (über der Bandscheibe zwischen Th3 und Th4, im Intercostalraum) lokalisiert ist und als effizienter Lungenpunkt bekannt ist.

HERZ
(Cor)

Das **Herz** befindet sich im Mediastinum (*Thoraxmitte*) und ist geschützt durch das Perikard (*Herzbeutel*). Das Herz steht stark mit Th2 und Th5 in Verbindung und ist über das Sternum emotional zu aktivieren. Oft tragen emotionale Spannungen des Herzens und des Perikards dazu bei, dass sich der 2. Brustwirbel disloziert, was klinisch die Symptome eines Herzinfarktes (*stechender Schmerz im Thorax, Ausstrahlung in den linken Arm, Enge, Atemnot und Panik*) widerspiegelt, das EKG bleibt jedoch unauffällig. Emotionen, welche sich im Herz und Perikard abspeichern, haben meist mit Freudlosigkeit, Mutlosigkeit und Hoffnungslosigkeit zu tun. Harmonische Zustände des Herzens bewirken ein Gefühl des Mutes, der Freude am Sein, bewirken Zuversicht, Motivation, Durchsetzungskraft und Übersicht. Die empathische Fähigkeit, sich und andere zu begeistern, steht mit unserem Herzen und den im Perikard befindlichen Nervenzellen in unmittelbarer Verbindung.

Die nervale, sympathische Versorgung erfolgt über den Truncus sympathicus (Nervenwurzeln Th1–5). Dabei sind der 2. und der 5. Brustwirbel durch Verschiebungen am häufigsten betroffen. Die nervale, parasympathische Versorgung erfolgt über den N. vagus. Tja, immer wieder taucht dieser 10. Hirnnerv auf und die Möglichkeiten, ihn zu behandeln. Besonders möchte ich dabei auf die CV4-Technik bei der Behandlung des Os occipitale als vegetative Regulationsmöglichkeit hinweisen.

Aus energetischer Sicht ist das Herz mit dem Feuerelement (*Herzmeridian, Dünndarmmeridian, Herz-Kreislauf-Meridian* [*Perikard-meridian*]) und dem dreifachen Erwärmer (*Drei-Etagen-Meridian*) in Verbindung. Der 5. Brustwirbel hat einen starken Bezug zu Bl15, welcher an der Austrittstelle der Nervenwurzel Th5 (über der Bandscheibe zwischen Th5 und Th6, im Intercostalraum) lokalisiert ist und als effizienter Herzpunkt bekannt ist.

Am 5. Brustwirbel mischen auch starke Einflüsse der Leber mit.

Das Perikard wird direkt darüber, am 4. Brustwirbel, bei Bl14 spürbar. Auch die Einflüsse der Galle sind bei Th4 spürbar.

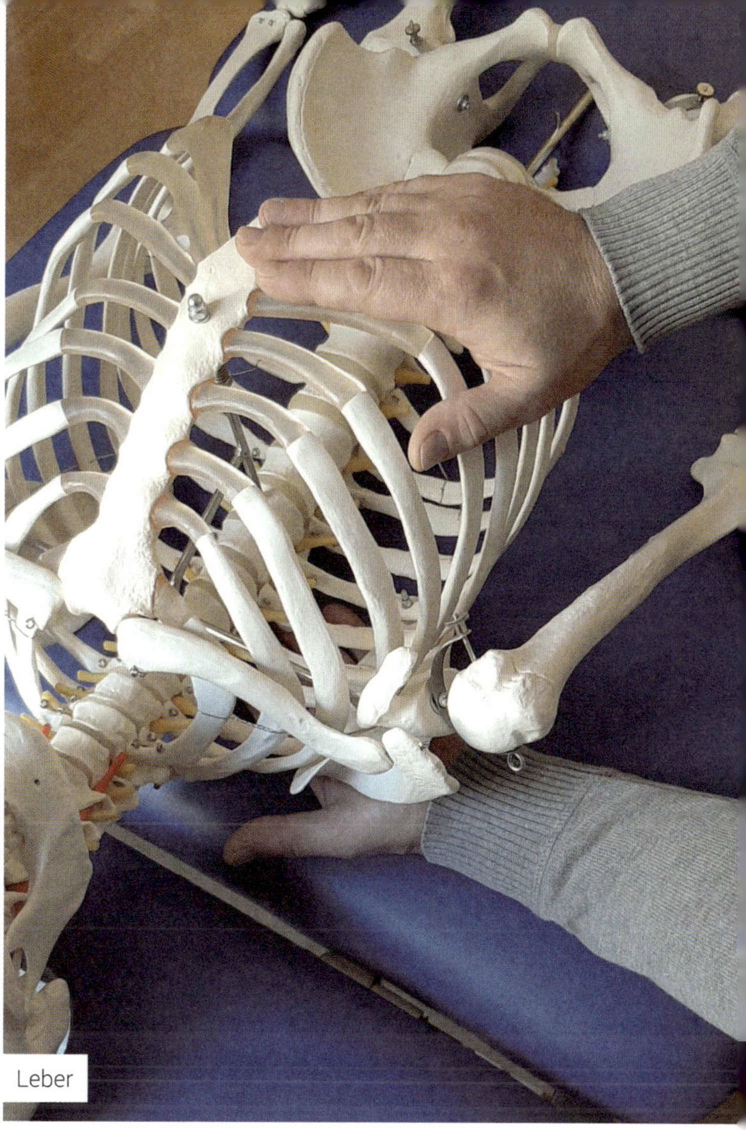

Leber

LEBER (Hepar) GALLENBLASE (Vesica biliaris)

Die **Leber** und die **Gallenblase** befinden sich regulär unter dem rechten Rippenbogen, die Gallenblase in der Tiefe an der Einmündung der Costa VIII in die Costa VII. Spannungen von Leber und Gallenblase spiegeln sich am 4. und 5. sowie am 9. Brustwirbel wider und haben fasziale Auswirkungen bis zum 6. Halswirbel.

Während die Leber Emotionen wie Wut, Verzweiflung und Aggression bevorzugt abspeichert, speichert die Gallenblase bevorzugt Ablehnung, Verbitterung, Missgunst und Neid. Harmonische Zustände der Leber bewirken ein Gefühl des Vorhandenseins umsetzbarer Möglichkeiten, der Kreativität und der Adaptation von Fremdem zu Eigenem.

Die Gallenblase vermittelt ein Gefühl *bereit zu sein*, das Gefühl sich verändern und wachsen zu können. Die nervale sympathische Versorgung von Leber und Gallenblase erfolgt über den Plexus coeliacus (Nervenwurzeln Th6–9). Die nervale, parasympathische Versorgung erfolgt über den N. vagus. Schon wieder.

Aus energetischer Sicht sind die Leber und die Gallenblase mit dem Holzelement (*Leber- und Gallenblasenmeridian*) in Verbindung. Der 9. Brustwirbel hat einen starken Bezug zu Bl18, welcher an der Austrittstelle der Nervenwurzel Th9 liegt. Die Leber hat einen starken Einfluss auf Th5, die Gallenblase auf Th4. Die Gallenblase spiegelt sich auch am 10. Brustwirbel, an der Austrittstelle der Nervenwurzel Th10, im Punkt Bl19 wider.

MAGEN
(Gaster)

Der **Magen** befindet sich zentral im Oberbauch. Der Eingang des Magens, ein Schließmuskel namens Cardia, befindet sich regulär 2 cm links der Körpermitte unter dem linken Rippenbogen. Der Muskeltonus der Cardia ist dem Muskeltonus des Zwerchfells angepasst: Bei Zwerchfellhochstand (bedingt durch Brustatmen) ist die Muskulatur des Zwerchfells in ständiger Dehnung und verspannt sich zunehmend, die Muskulatur der Cardia reagiert adäquat, sie verlängert sich und wird hart. Dadurch entsteht der Reflux (*Sodbrennen*): Magensäure und die Dämpfe entweichen durch Ritzen in der Cardia und verätzen die Schleimhaut der Speiseröhre. Tiefes Bauchatmen löst das Problem.

Die Spannungen des Magens spiegeln sich vom 6. bis zum 8. Brustwirbel wider und haben fasziale Auswirkungen bis zum 4. Halswirbel. Die untere HWS (*Halswirbelsäule*) wirkt wie zusammengepresst, wenn die fasziale Aufhängung des Magens Spannungen am Organ weiterleitet. Der Magen speichert Emotionen, wie das Gefühl *nicht zu sich* (den eigenen Ecken und Kanten) *stehen zu können*, das Gefühl von Heimatlosigkeit, eines gebrochenen Willens und des Grolls. Ständiger Kummer schlägt sich ebenfalls auf den Magen. Harmonische Zustände des Magens bewirken ein Gefühl sich zu sich selbst zu bekennen, sich dem Leben zu stellen und sich eine gute Position einzuräumen. Die nervale, sympathische Versorgung erfolgt über den Plexus coeliacus (Nervenwurzeln Th6–9). Die nervale, parasympathische Versorgung erfolgt über den N. vagus, über das Foramen jugulare. Da der Impuls zur Salzsäureproduktion und Überproduktion (führt zu Magengeschwüren) vom Ursprung des N. vagus im Stammhirn herrührt, eignet sich die CV4-Technik am Os occipitale (*Hinterhauptbein*) bestens, um die Säureproduktion des Magens zu regulieren.

Aus energetischer Sicht steht der Magen mit dem Erdelement (*Magenmeridian, Milz-Pankreas-Meridian*) in Verbindung. Der Punkt Bl21 liegt an der Austrittstelle der Nervenwurzel Th12 (zwischen 12. Brustwirbel und 1. Lendenwirbel). Spannungen am Magen beeinträchtigen die Spannung und Position des 6., 7. und 8. Brustwirbels sowie die Halswirbelsäule C4–C7 und den ersten Brustwirbel.

MILZ
(Splen)

Die **Milz** befindet sich hinter dem Fundus des Magens unter dem linken Rippenbogen. Das Speicherorgan spiegelt Spannungen im Bereich des 7. und 8. Brustwirbels wider. Die Milz speichert Emotionen, die dem Gefühl *seinen Platz nicht einnehmen zu können*, dem Gefühl *sich nicht lieben zu können* und dem Gefühl *sich bestrafen zu müssen* entsprechen. Harmonische Zustände der Milz bewirken ein Gefühl *Herr/Frau im eigenen Reich* zu sein, sich seiner Persönlichkeit sicher zu sein.

Die **Bauchspeicheldrüse** (*Pankreas*) liegt hinter dem Magen und ist durch ihre gallertartige Konsistenz nicht palpierbar. Das Pankreas wird gut über die Milz mitbehandelt. Die nervale, sympathische Versorgung erfolgt über den Plexus coeliacus (Nervenwurzeln Th7–9). Die nervale, parasympathische Versorgung erfolgt über den N. vagus.

Aus energetischer Sicht steht die Milz mit dem Erdelement (*Magen- und Milz-Pankreas-Meridian*) in Verbindung. Die Milz zeigt sich auch in Bl20, an der Austrittstelle der Nervenwurzel Th11 (in Höhe der Bandscheibe zwischen 11. und 12. Brustwirbel) sowie am 7. und 8. Brustwirbel über fasziale Spannungen.

NIEREN
(Ren)

Die **Nieren** befinden sich regulär 3 cm über und 3 cm seitlich des Bauchnabels neben der Brustwirbelsäule im hinteren Bauchraum. Die linke Niere befindet sich meist ein Stückchen höher als die rechte Niere. Unterhalb der Nieren entspringt der M. psoas an den Querfortsätzen der Wirbelsäule. Emotionale Spannungen der Nieren spiegeln sich vom 9. bis zum 11. Brustwirbel wider. Die abgespeicherten Emotionen haben meist mit Angst (vor dem Leben, vor dem Versagen, vor dem Tod) zu tun, aber auch Schuldgefühle und das Gefühl von Erschöpfung (*Burn-out*) sowie Machtlosigkeit speichern sich gerne als fasziale Spannung in den Nieren ab. Harmonische Zustände der Nieren bewirken ein Gefühl von Kraft, Natürlichkeit und Kompetenz. Wir sind in der Lage, Macht sinnvoll zu gebrauchen und besitzen einen Lebenssinn. Die nervale, sympathische Versorgung erfolgt über den Plexus coeliacus (Nervenwurzeln Th9–L2). Die nervale, parasympathische Versorgung erfolgt über den Plexus sacralis (Nervenwurzeln S2–4).

Aus energetischer Sicht stehen die Nieren mit dem Wasserelement (*Blasen- und Nierenmeridian*) in Verbindung. Die Nieren zeigen sich auch in Bl23, an der Austrittstelle der Nervenwurzel L2 (in Höhe der Bandscheibe zwischen 2. und 3. Lendenwirbel) sowie am 10. und 11. Brustwirbel über fasziale Spannungen.

DÜNNDARM
(Jejunum, Ileum)

Der **Dünndarm** befindet sich zentral im Bauch rund um den Bauchnabel und ist über das Gekröse mit der Wirbelsäule verbunden. Spannungen des Dünndarms spiegeln sich am 12. Brustwirbel wider. Hier zentrieren sich die Spannungen, welche vom Dünndarm über das Gekröse an die Wirbelsäule weitergeleitet werden. Abgespeicherte Emotionen des Dünndarms vermitteln das Gefühl verloren und einsam zu sein. Auch das Gefühl verlassen, verstoßen und vergessen zu sein *speichert* sich gerne im Bindegewebe des Dünndarms ab.

Harmonische Zustände des Dünndarms bewirken ein Gefühl der Sinnhaftigkeit des eigenen Lebens, das Gefühl *angekommen* zu sein. Das Nervensystem und die Vielzahl an Nervenzellen (immerhin die größte Ansammlung von Nervenzellen außerhalb des Kopfes!) des Dünndarms reagieren am meisten harmonisch, wenn wir uns in einem Zustand kindlicher Spontanität und Leichtigkeit befinden, wenn wir uns für etwas begeistern. Die nervale sympathische Versorgung erfolgt über den Plexus coeliacus und den Plexus mesentericus sup. (Nervenwurzeln Th6–10). Die nervale parasympathische Versorgung erfolgt über den N. vagus.

Aus energetischer Sicht steht der Dünndarm mit dem Feuerelement (*Herz- und Dünndarmmeridian sowie Herz-Kreislauf-Meridian und dreifacher Erwärmer*) in Verbindung. Der Dünndarm zeigt sich auch in Bl27, am 1. Sakralforamen (in Höhe der verwachsenen Bandscheibe zwischen 1. und 2. Sakralwirbel) sowie am 12. Brustwirbel und 1. Lendenwirbel über fasziale Spannungen.

DICKDARM
(Colon)

Der **Dickdarm** liegt mit seinen auf- und absteigenden Anteilen (*Colon ascendens* und *Colon descendens*) an der hinteren seitlichen Bauchwand, der querliegende Anteil (*Colon transversum*) liegt regulär vorne am Oberbauch. Der Enddarm (*Sigmoid*) und der Mastdarm (*Rectum*) befinden sich an der hinteren Bauchwand am 5. Lendenwirbel und am Sacrum. Spannungen des Dickdarms spiegeln sich am 1. und 2. Lendenwirbel sowie am 5. Lendenwirbel und am Sacrum wider. Die Ileocoecalklappe (*der Schließmuskel, der den Dünndarm vom Dickdarm trennt*) sowie der Übergang des Colon descendens zum Sigmoid sind besonders spannungsanfällig.

Abgespeicherte Emotionen des Dickdarms vermitteln gerne das Gefühl der Starre, des Dogmatismus, der Trauer und des Verkümmerns. Das Gefühl nicht loslassen zu können - von Menschen, Überzeugungen und vom Perfektionismus - hat meist seinen Ursprung in Form einer faszialen Spannung am Dickdarm. Harmonische Zustände des Dickdarms bewirken ein Gefühl, die eigene Besonderheit und *Göttlichkeit* wahrnehmen zu können. Die nervale, sympathische Versorgung des Caecums (*Blinddarm*) und des Colon ascendens erfolgt über den Plexus coeliacus und den Plexus mesentericus sup. (Nervenwurzeln Th6–10). Die nervale, parasympathische Versorgung dieser Dickdarmabschnitte erfolgt über den N. vagus. Die sympathische Versorgung des Colon transversus erfolgt über den Plexus mesentericus inf. (Nervenwurzeln Th10–L1) parasympathisch über den N. vagus. Die nervale sympathische Versorgung des Colon descendens, des Sigmoids und des Rectums erfolgt über den Plexus mesentericus inf. (Nervenwurzeln Th11–L1) parasympathisch über den Plexus sacralis (Nervenwurzeln S2–4).

Aus energetischer Sicht steht der Dickdarm mit dem Metallelement (*Lungen- und Dickdarmmeridian*) in Verbindung. Der Dickdarm zeigt sich auch in Bl25, an der Austrittstelle der Nervenwurzel L4 (in Höhe der Bandscheibe zwischen 4. und 5. Lendenwirbel) sowie am 1. und 5. Lendenwirbel über fasziale Spannungen sowie am 7. Halswirbel.

HARNBLASE
(Vesica)

Die **Harnblase** befindet sich im *kleinen* Becken und ist im gefüllten Zustand über der Symphyse palpierbar. Spannungen der Blase spiegeln sich im 4. und 5. Lendenwirbel wider. Die Harnblase dient als emotionaler Speicher für Gefühle von Scham, Schuld und Schande. Auch die Angst vor der Welt im Außen und der Welt im Innen und gelähmter Wille haben oft die Ursache als Spannung in der Blase. Die Rezeptoren der Harnblase reagieren auf Füllmenge und

Füllgeschwindigkeit und werden durch den Sympathikus gereizt – vor Prüfungen etwa.

Harmonische Zustände der Blase bewirken ein Gefühl der Aufrichtung, des kraftvollen Vorwärtsgehens und Sich-Zeigens. Die nervale, sympathische Versorgung erfolgt über die Nervenwurzeln L1–3, parasympathisch über die Nervenwurzeln S2–5.

Aus energetischer Sicht steht die Blase mit dem Wasserelement (*Blasen- und Nierenmeridian*) in Verbindung. Die Blase zeigt sich auch in Bl28, am 2. Sakralforamen (in Höhe der verknöcherten Bandscheibe zwischen 2. und 3. Sakralwirbel) sowie am 2. und 3. Lendenwirbel über fasziale Spannungen.

FASZIENAUTOBAHNEN

Die **Faszienautobahnen**, wie im Kapitel 1 *Struktureller Körper* beschrieben, sind auch fester Bestandteil des emotionalen Körpers. Die *hintere Faszienautobahn* (von der Nase zum Fußgewölbe) ist weitgehend ident mit den Verläufen des Blasenmeridians und des Lenkergefäßes. Die *vordere Faszienautobahn* (von der Blase zum Hals) entspricht dem Verlauf des Konzeptionsgefäßes.

Die **Querfelle** sind fasziale Strukturen, welche entlang der Transversalebene ausgerichtet sind und sich gegenseitig beeinflussen. Die klassischen Querfelle sind das Hirnsegel (*Tentorium cerebelli*), das Os hyoideum – gerne in Verbindung mit C3, Th1 mit den ersten Rippen, das Zwerchfell und der Beckenboden.

Viele Asymmetrien der Statik und Skoliosen, welche nicht von einer Beinlängendifferenz rühren, haben ihre Ursachen in Spannungen der Querfelle. Die klassische Craniosacrale Anwendung ist perfekt geeignet, um asymmetrische Spannungen in den Querstrukturen dauerhaft zu lösen. Auch Bewegungskonzepte, wie Spiraldynamik, Feldenkrais oder Nowo-Balance, sind sehr effizient in der Behandlung von vorhandenen Spannungsmustern.

Weitere fasziale Strukturen, welche gerne als emotionaler Speicher dienen, sind die Membranae interossea zwischen Ulna und Radius sowie zwischen Tibea und Fibula. Alle emotionalen Speicher sowohl im Organgewebe als auch im Bindegewebe können bei lokalem Kontakt und zusätzlichem *Streicheln und Klopfen* des limbischen Systems sehr effizient behandelt werden. In ganz hartnäckigen Fällen kann eine modifizierte Klopftechnik (EFT) bei gleichzeitigem Kontakt am emotionalen Speicher zum Einsatz kommen:

Die modifizierte Klopftechnik (EFT)

Dabei werden Informationen aus dem emotionalen Speicher des limbischen Systems **gelöscht**! Die Legitimation dieser Technik mittels **Armlängentest** ist unbedingt erforderlich (siehe Seite 11). Bei der modifizierten EFT (*Emotional Freedom Technik*) werden die nachfolgenden Punkte der Reihe nach 10 bis 15 Mal mit einer Fingerkuppe beklopft, während gleichzeitig der dementsprechende fasziale Speicher gehalten wird.

- Höchster Punkt des Kopfes (LG20)
- Zwischen den Augenbrauen (Bl2)
- Pupillenlinie am Jochbein beidseits (Ma1)

- Schläfe, erst rechts, dann links (Gb1)
- Oberhalb der Oberlippe (Lg26) und unterhalb der Unterlippe (Kg24)
- Schlüsselbeingrube neben Sternum (Ni27)
- In der Achsel gegen die Rippen, erst rechts, dann links (MP21)
- Kleines Fingergrundgelenk, erst rechts, dann links (Dü3)
- Karpaltunnel, erst rechts, dann links (Hk7)
- Augen nach rechts im Kreis rollen (Uhrzeigersinn) und gleichzeitig Handrücken rechts zwischen Dig. IV und Dig. V (3E 3) breitflächig klopfen (30 bis 50 Mal)
- Augen nach links im Kreis rollen und gleichzeitig Handrücken links zwischen Dig. IV und Dig. V (3E 3) breitflächig klopfen (30 bis 50 Mal)

Der emotionale Körper ist durch seine Komplexität der Informationsspeicherung (limbisches System **und** Organ-/Faszienspeicher) mit herkömmlichen, strukturellen Maßnahmen, wie sie in der Physiotherapie praktiziert werden, schwer zu behandeln. Eine Spannung am Magen kann beispielsweise dafür sorgen, dass der 4. Halswirbel sich regelmäßig disloziert und immer wieder korrigiert werden muss - ohne dauerhafte Effizienz. Erst wenn die emotionale Spannung am Magen gelöst ist, kann Ruhe in der Struktur einkehren.

Der emotionale Körper lässt sich durch eine Vielzahl von Behandlungstechniken beeinflussen. Akupunktur und Meridianarbeit (klassisch und nach Masunaga) haben einen starken Einfluss auf den emotionalen Körper. Spannungen lassen sich dauerhaft und effizient lösen. Auch Medikamente, Ernährung, Körperhaltung und Gestalttherapie haben starken Einfluss auf den emotionalen Speicher.

Vielfach werden auch in rein energetischen Behandlungsformen, welche sich mit Chakren und der Aura auseinandersetzen, sehr gute Ergebnisse erzielt und eine nachhaltige Besserung der emotionalen Situation mit sich gebracht. Im sozialen Verhalten sind ehrliche Komplimente, Streicheln, Anerkennung, Umarmen und Festhalten natürliche Möglichkeiten, das emotionale Feld eines Menschen positiv zu beeinflussen.

Eine therapeutische Lösung bei emotionalen Spannungen, welche immer auf einen bestimmten Reiz spürbar werden, zielt immer darauf ab, diese zu beseitigen – das heißt, dass bei erneutem gleichem Reiz keine oder weniger Emotionen spürbar werden. So ein Reiz kann beispielsweise das Luftholen der Schwiegermutter sein, bevor sie abwertend spricht. Die emotionale Spannung wird in Form erhöhter Kreislaufaktivität, Enge-Gefühl, Hass oder schlechter Laune spürbar (Flucht/Angriff/Totstellen). Die Spannung wird im Außen durch Körperhaltung, schroffe Wortwahl, Ideenlosigkeit usw. sichtbar.

Eine therapeutische Lösung ist dann erreicht, wenn das Luftholen und die Worte der Schwiegermutter keinen Stress mehr auslösen!

MENTALER KÖRPER

Mit dem mentalen Körper sind all unsere Anteile gemeint, welche den Sinn unseres Handelns beschreiben. *Welche Route fahre ich heute?* – um dem Beispiel des Autofahrens zu folgen. Die Entscheidung über die Fahrstrecke entscheidet auch über die Emotionen, die während der Fahrt gefühlt werden (im Stau oder im Flow). Natürlich kann man sich auch im Stau mit schönen Emotionen versorgen, sofern man mental stark ist und sich dementsprechende Bilder und Gedanken mitten in die momentane Situation holt (durch Erinnerung, Meditation, autogenes Training usw.). Gerade in einem Verkehrsstau ist auch das Phänomen der Ansteckung von Gedanken und damit auch der Emotionen sehr gut zu erfahren: Stress, Aggression und Unruhe der Mitfahrer lassen sich ebenso erfahren und erfühlen wie Zuvorkommenheit und *Flowgefühl – bei* ***jeder*** *Reisegeschwindigkeit.* Na? War das eine mentale Botschaft?

Unser *Denken* ist eine Blase der Realität, in der sich jedes Individuum befindet – gleich einem Universum, einer eigenen Welt, einer eigenen Realität – unser **Ich** und unsere Welt. Alles, was wir denken, erwarten, befürchten, erahnen usw. und dadurch **entschieden** wird, ist *Mentaler Körper.*

Der mentale Körper ist die Hauptdomäne der Psychotherapie. Die Diskrepanz zwischen dem *Idealdenken* – der Vorstellung, wie eine Person sein mag, und der *Ausstrahlung* – was andere mit dieser Person assoziieren, ist das Spannungsfeld, das mentales Leid schafft. Die Schere zwischen Idealvorstellung und Realität eines Menschen ist das Betätigungsfeld von Psychologen, Psychotherapeuten und psychiatrischen Fachärzten.

Es lassen sich mentale Entwicklungen auch über körperliche Reize auslösen. Es erspart viele psychotherapeutische Sitzungen, falls es z. B. um Selbstverwirklichung geht, wenn das Sacrum und das Becken gut integriert sind und korrekt stehen. Die Vernetzung von Überzeugungen mit dem eigenen, strukturellen Körper ist Bestandteil dieses Kapitels. *Cogito ergo sum* (*Ich denke, also bin ich*) lautet der Wahlspruch der humanistischen Aufklärung, welche unsere europäische Gesellschaft bis heute prägt.

Unser Denken ist Bestandteil unserer Existenz und Mentaltrainer, Psychotherapeuten, aber auch Wahrsager und Politiker, die Werbeindustrie und viele andere Berufsgruppen *arbeiten* mit unseren Gedanken, Bedürfnissen und Überzeugungen.

Neben unserem Denken gibt es noch zwei weitere Möglichkeiten der inneren Wahrnehmung: das Gefühl (*sentio ergo sum*) und den Instinkt (*reago natura ergo sum*). Gefühle lassen sich immer durch Eigenschaftswörter beschreiben – leicht, beschwingt, schwer, traurig, glücklich, ausgeglichen usw. Der Instinkt basiert auf einer bipolaren Wahrnehmung – Ja oder Nein, Widerstand oder Anziehung. Die instinktive Wahrnehmung ist die evolutionär älteste Wahrnehmung und entspricht der *Zellintelligenz*, also der Entscheidungsfähigkeit jeder Körperzelle und aller Mikroorganismen auf Zellniveau.

Gedanken und Überzeugungen haben ihren evolutionären Ursprung aufgrund des *Wohl und Wehe*-Prinzips unserer Umwelt, dem jedes empfindsame Lebewesen ausgesetzt ist. Halte ich meine Hand ins Feuer, so reagiert mein Gewebe mit Zerstörung und Schmerz auf dieses lebensfeindliche Ereignis. Meine Gedanken werden sich an dieses *Wehe*-Ereignis immer erinnern, sodass ich es künftig lasse, diese Erfahrung ständig zu wiederholen. Aufgrund meiner daraus gewonnenen Überzeugungen (Feuer = Aua!) und meiner Sprache bin ich in der Lage, diese *Wehe*-Erfahrung mit meinen Nachkommen und anderen Menschen zu teilen, und diese haben die Möglichkeit, ohne Selbsterfahrung die lebensfeindliche Wirkung des Feuers einzuschätzen. Dementsprechend gibt es zwei Möglichkeiten, unseren mentalen Speicher mit Überzeugungen zu füllen. Als *Glaubenssätze* werden alle Überzeugungen, welche von unseren Eltern, Großeltern, Verwandten und Bekannten herrühren, bezeichnet. Als *Memplexe* (der Begriff stammt von Michael Schmidt-Salomon – einem deutschen Philosophen) werden Überzeugungen, welche aus Selbsterfahrung und den selbstentwickelten geistigen Überlebensstrategien herrühren, bezeichnet.

GLAUBENSSÄTZE

Glaubenssätze haben den ursprünglichsten Sinn, die *Wohl und Wehe*-Prinzipien vergangener Generationen weiterzutragen, ohne die Selbsterfahrung machen zu müssen. Glaubenssätze sind also durch *Wehe*-Erfahrungen vergangener Generationen entstanden und beeinflussen unser Unterbewusstsein im Jetzt. *Wennst nix hacklst, bist nix* oder *Wer rastet, der rostet* sind Glaubenssätze, die in vergangenen Epochen sicher dem Überleben dienten (es gab Zeiten, in denen Schwäche und Krankheit einem Todesurteil gleichkamen), nach einer Bandscheibenoperation aber absolut kontra-produktiv sind! Ich habe mich als Physiotherapeut oft über die Hartnäckigkeit leistungsbezogener Menschen gewundert, die nicht zu kapieren schienen, dass Heilung vor allem in **Ruhe** stattfindet, dass man durch mehr Aktivität nicht schneller heilt – bis ich mich mit deren Glaubenssätzen auseinandersetzte.

Handelt man nämlich einem Glaubenssatz zuwider, so löst dies eine Reaktion des emotionalen Körpers (meist in Form von Stress, Unruhe, Angst usw.) aus. Das heißt, dass eine Person mit dem verinnerlichten Glaubenssatz *Wer rastet, der rostet* beim Rasten Stress empfindet – auch wenn Rasten aus medizinischen Gründen unbedingt indiziert wäre.

Aus kinesiologischer Sicht ist dieses Phänomen besonders eindrucksvoll: Das laute Aussprechen des Glaubenssatzes löst beim Armlängentest keinerlei Seitenunterschiede aus. Das laute Aussprechens eines gegenteiligen Sinns, z. B.: *Rasten ist gut*, löst Stress aus und dies ist durch unterschiedliche Armlängen sichtbar. Die Lösung eines Glaubenssatzes, der in der heutigen Lebenssituation zum Problem wird, ist sehr einfach: Weichkochen und Aufnehmen. Nehmen wir als Beispiel den frisch bandscheibenoperierten Patienten, der keine Ruhe geben kann, weil er *Wer rastet, der rostet* als Glaubenssatz verinnerlicht hat. Mittels Armlängentest wird der Spruch so lange verändert (*weich gekocht*: *Tiere dürfen rasten – Menschen dürfen rasten –*

Ich darf in besonderen Situationen rasten – Rasten ist in besonderen Situationen für mich gut ...), bis ein guter Spruch gefunden wird, der **keinen** kinesiologisch bemerkbaren Stress auslöst und der die momentane Situation (nach der Operation ist Ruhe am besten) stressfrei umsetzbar macht. Dieser neue Spruch (z. B.: *Momentan ist Ruhe das Beste*) wird bei gleichzeitigem lauten Aussprechen über Dü3 (an der äußeren Handkante am Kleinfingergrundgelenk) an der linken Hand ins Unterbewusstsein und somit in den mentalen Körper ca. eine Minute lang *hinein*geklopft. Diese Kombination aus Klopfen und gleichzeitiger Aussprache des überarbeiteten Glaubenssatzes sollte für drei Wochen wiederholt werden, um den alten Glaubenssatz im mentalen Körper dauerhaft und effizient *umzuprogrammieren.*

MEMPLEXE

Memplexe beruhen auf Selbsterfahrung und die dadurch verbundene Krise. Jede Selbsterfahrung beruht auf dem *Try and Error*-Prinzip, auf dessen Grundlage alle Erfahrungen in unserem Leben gemacht werden (gute wie schlechte). Alle Erfahrungen aufgrund unserer Handlungen oder der Handlungen anderer bereichern unseren Erfahrungsschatz und die Selbsterkenntnis. Unangenehme oder schmerzhafte Erfahrungen lösen gleichzeitig einen Erkenntnisprozess aus, an dessen Beginn die Krise steht und der mit Integration und Leichtigkeit endet – oder enden sollte.

Diese Entwicklung läuft in 3 Phasen ab.

Phase A ist die Phase einer Krise. Das Alte kann nicht mehr bestehen bleiben, weil es dysfunktional geworden ist. Es beginnt zu zerbrechen, sich totzulaufen, langweilig zu werden. Aus dem Alten entsteht Neues. Das Neue bereitet nun dem Menschen selber, aber auch seiner Umgebung Probleme. Er ist in einer Krisensituation angelangt. Krisen können in diesem Zusammenhang subjektiv sowohl als negativ als auch als positiv erfahren werden. Krisen können genetische (z. B. Geburt, Pubertät, Menopause), soziale (z. B. Beziehungserfahrungen, Schule, Beruf) oder auch traumatische (Gefährdung des eigenen Überlebens oder des Überlebens und der Gesundheit Nahestehender) Ursachen haben.

In gesunden Systemen folgt auf die Phase A eine Phase B: Dies ist die Phase der Adaption. Der Mensch und auch seine Umgebung lernen, mit der Krise umzugehen und das Neue als Entwicklungsmöglichkeit zu begreifen. Es entsteht Anpassung an das Neue. Dies wird nun nicht mehr so sehr als (unlösbares) Problem betrachtet und erfahren, sondern eher als Problemstellung und Herausforderung mit verschiedenen Lösungsmöglichkeiten. Entscheidungen und damit verbundene Handlungen stehen an. Der Mensch ist auf dem Weg, wieder Gleichgewicht herzustellen.

Ist dieses erreicht, geht Phase B in die Phase C über. Diese Phase bedeutet Integration. Hier versteht der Mensch das Neue als Gelegenheit zum Wachsen. In dieser Phase läuft das Leben gut, es herrscht Ordnung, Veränderungen können leicht integriert werden, das Leben hat Leichtigkeit und einen gesunden Rhythmus.

Glücklicherweise oder leider folgt auf eine Phase C wieder eine Phase A. Das Leben treibt uns weiter voran. Die letzte Krise dieses Lebens ist der Tod.

Leider laufen die Phasen A bis C nicht immer so linear ab, wie von der Natur vorgesehen. Oft bleiben Menschen in der Phase A stecken und kompensieren die nicht erlöste Krise mit eigenen Memplexen. Die Möglichkeiten der Kompensation sind unterschiedlich, doch hinterlassen sie alle Spuren in der mentalen Ebene und im Dura-/Fasziensystem, welche von Donald Epstein, ein 1977 in New York graduierter Chiropraktiker, erstbeschrieben wurden. Überarbeitet wurden diese meningealen und faszialen Spannungsmuster (Phase 1 bis 5), welche einen direkten Zusammenhang zum mentalen *Weltbild* der Betroffenen aufzeigen, von Saul Goodman und Mag. Christian Schnabl. Die Verbindung zwischen mentalen Vorgängen und dem Fasziensystem machen sich nicht nur Mentalisten, sondern auch Psychotherapeuten, Kriminalpolizisten, Shiatsu-Praktiker und alle Personen, welche aufgrund von Körpersprache Rückschlüsse auf die Gedanken einer Person ziehen können, zunutze.

Die Phasen 1 bis 5 sind von einer Spannung im fibrinogenen Bindegewebe (Typ I), welches sowohl im Bandapparat als auch in der Dura Mater vorkommt, geprägt. Diese Spannungen sind häufig durch eine Beinlängendifferenz (BLD) in Bauchlage erkennbar. Im Unterschied zu Beinlängendifferenzen in Rückenlage und im Stand, diese zeigen strukturelle Verschiebungen, zeigt eine BLD in Bauchlage mehr fasziale Spannungsunterschiede. Selbstverständlich handelt es sich nicht immer um eine Phase, wenn fasziale Unterschiede festgestellt werden können.

Eine Beinlängendifferenz in Bauchlage zeugt immer vom momentanen menta-

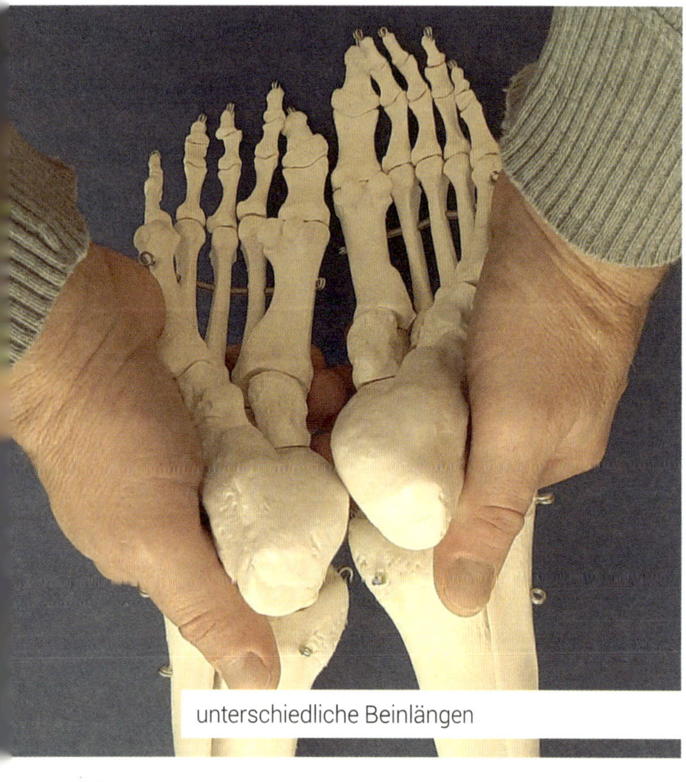
unterschiedliche Beinlängen

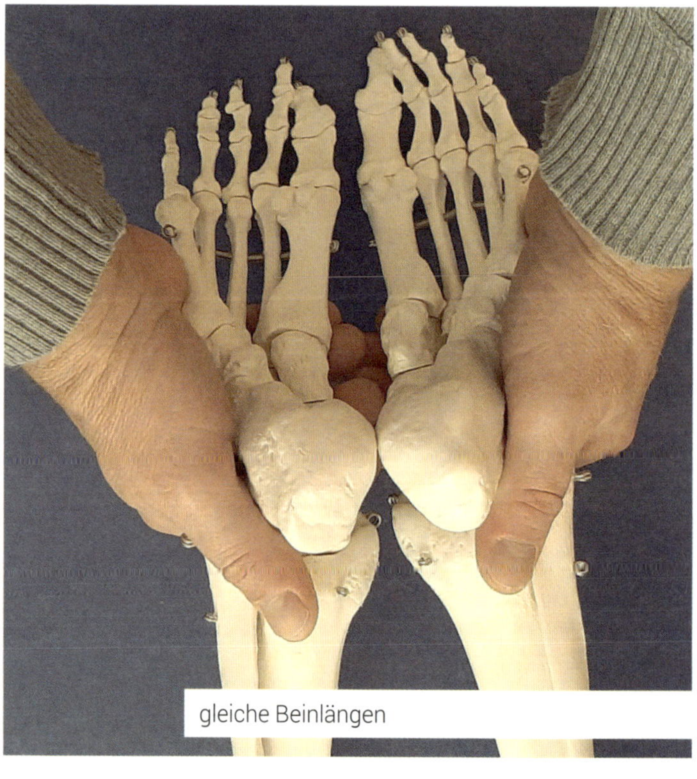
gleiche Beinlängen

len Zustand. Deshalb kann, um eine echte Phase vom momentanen mentalen Zustand zu unterscheiden, ein *Cross Over* durchgeführt werden. Dabei legt man bei der Person in Bauchlage das kürzere Bein über das längere und wartet, bis sich der Atem vertieft.

Sind die Beinlängen wieder ausgeglichen, nachdem man sie anschließend wieder parallel liegen lässt, so handelte es sich bei der vorangegangenen BLD um mentale Spannung ohne Tiefgang – meist bedingt durch vorangegangenen Stress (Parkplatz gesucht, einen Anruf bekommen …). Bleibt die BLD nach dem *Cross Over* weiter vorhanden, so ist das mentale Spannungsmuster tiefer – also eine Phase, in der Gedankenwelt und Bindegewebe einen gemeinsamen Nenner besitzen.

PHASE 1 – In der Vergangenheit fixiert

Menschen, die in einer Phase 1 sind, stecken in der Vergangenheit fest. Entweder träumen sie von der *guten, alten Zeit* oder sie haben das Gefühl, sie müssten in der Vergangenheit noch etwas erledigen, um weitergehen zu können.

Oft finden sich hier traumatische Erfahrungen, die die Person an die Vergangenheit zu binden scheinen. Wir finden hier psychovegetative Verstopfung und Schwierigkeiten, Altes und Verbrauchtes loszulassen. Oft fahren diese Menschen wie mit angezogener Handbremse durchs Leben.

Vom körperlichen Standpunkt aus hat diese Phase mit dem Hinterhauptbein und dem Kreuzbein zu tun. Das Hinterhauptbein ist die Stelle, wo der Kopf und der Nacken sich treffen, und das Sacrum bildet die solide Basis der Wirbelsäule. Das Hinterhauptbein spielt eine wichtige Rolle in der Verbindung zwischen Cranium und WS und ist auch einer der Hauptbefestigungspunkte für die Hirnhäute. Es repräsentiert das obere/untere Ende des Craniosacralen Systems.

Das Foramen magnum ist eine der Hauptstellen, an der die Dura befestigt ist, und verbindet zudem auch das Hinterhauptbein und den Atlas.

Das Kreuzbein hingegen ist der Übergangspunkt zwischen Hüfte und WS, was dann auch die Verbindung zum Sakroiliakalgelenk deutlich macht. Das Kreuzbein wird auch mit Machtverlust in Verbindung gebracht sowie mit altem, verbohrtem Ärger und Zorn, was sich sehr oft in der Art und Weise, wie sich die Menschen ausdrücken, bemerkbar macht.

Charakteristisch für alle Personen in einer Phase 1 ist eine Beinlängendifferenz (BLD) in Bauchlage. Bei entsprechenden Personen hat sich ein meningealer Spannungsbogen vom Occiput (*Hinterhauptbein*) oder vom Becken (sacrotuberales Band bis G30) zu irgendeinem Punkt an der Wirbelsäule (C7 bis L5) aufgebaut. Meist ist an entsprechender Stelle an der Wirbelsäule ein Wirbel verschoben (und zwar von der fiesen Art: einfache Chiropraktik versagt, weil sich der Wirbel innerhalb von Minuten wieder von der korrigierten Position verabschiedet!).

Die entsprechenden Pole dieses menigealen Spannungsbogens sind entweder am Os occipitalis an der Protuberantia occipitalis externa (*welche sich gegenüber des Sulcus sinus transversi und dem Ursprung*

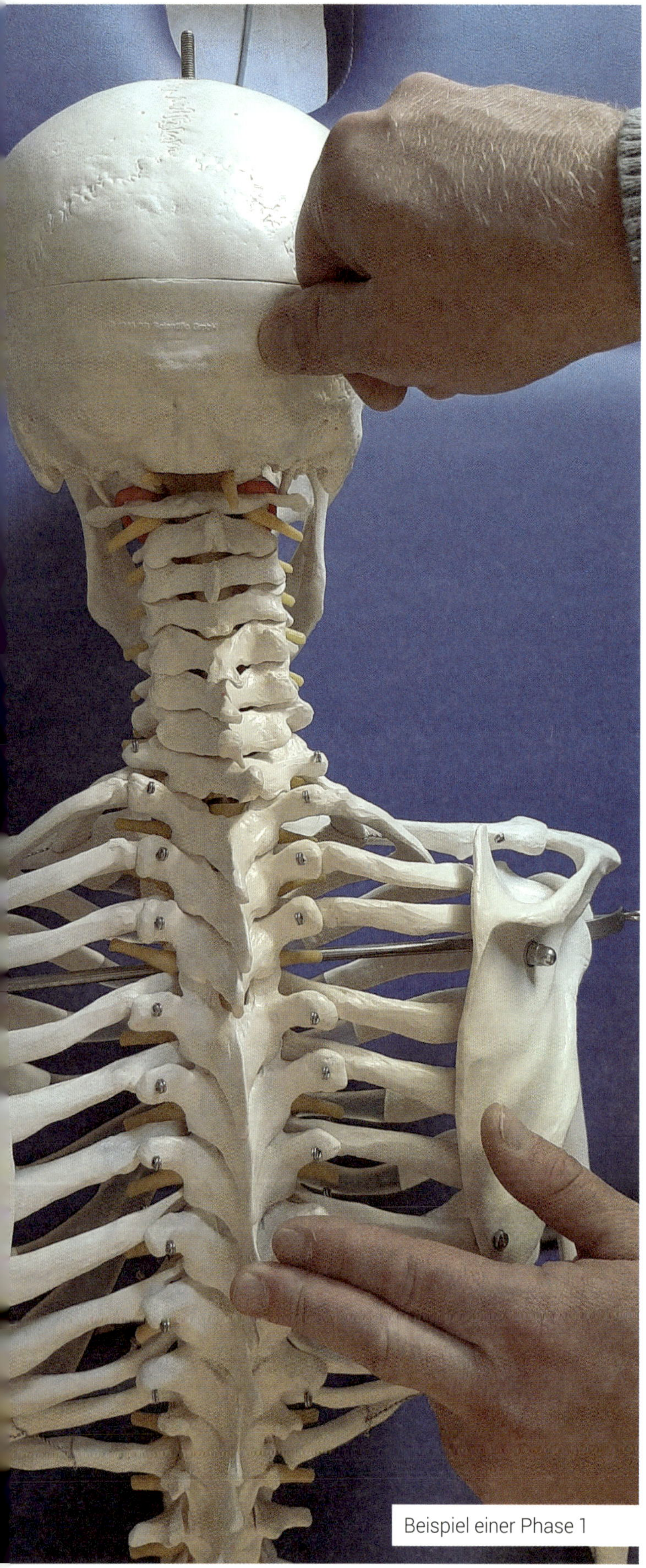

Beispiel einer Phase 1

des Tentorium cerebelli befindet) oder im Glutealbereich in dem Dreieck zwischen Lig. sacrotuberale und G30).

Viele Körperarbeiter und Energetiker spüren Unterschiede in der Abstrahlung des Körpers (*Radiation*) an dem entsprechenden Punkt, der entweder am Occiput oder gluteal einen Pol des meningealen Spannungsbogens darstellt. Stimuliert man diesen Punkt, der fast ausschließlich auf der Körperseite zu finden ist, an der das *kürzere* Bein liegt, so gleicht sich kurz die fasziale BLD aus.

Die Behandlung einer Phase 1 erfolgt durch eine drehende Stimulation dieses Punktes. Das Ausmaß der Drehbewegung richtet sich nach der Distanz zum 2. Punkt an der Wirbelsäule (C7–L5). Der 2. Punkt kann ebenfalls mittels Radiation, aber auch durch den Armlängentest ermittelt werden. Viele wählen den 2. Punkt aufgrund der steifsten Zone bei einer Rockingtechnik oder *sehen*, wo sich die meiste meningeale Spannung zentriert. Ich persönlich bevorzuge es, den Dornfortsatz am 2. Punkt leicht zu berühren und gleichzeitig am 1. Punkt (Occiput oder Glutaeus) eine Drehbewegung mit der Daumenkuppe um die eigene Achse durchzuführen, bis am 2. Punkt die Stimulation durch eine plötzliche Veränderung im umliegenden Bindegewebe ankommt. Durch diese Technik lassen sich Spannungsmuster, die sowohl das Denken einer Person als auch das Fasziensystem in der Dura Mater gleichermaßen beeinflussen, dauerhaft lösen.

Die Person ist danach in der Lage, bei gewissen Situationen, in denen vorher kein Infragestellen der eigenen Denkmuster möglich war (durch die meningeale

Spannung), die eigenen Bewertungen und Denkmuster neu zu beurteilen. Vereinfacht ausgedrückt, es werden geistige Zwänge in der Dura Mater als Spannungsbogen angelegt und gelöst.

PHASE 2 – In der Zukunft fixiert

Menschen, die in einer Phase 2 stecken, sind mit ihrer Aufmerksamkeit auf die Zukunft fixiert. Entweder haben sie Angst vor der Zukunft, z. B. weil sie negative Erfahrungen der Vergangenheit auf die Zukunft projizieren, weil sie sich ständig Sorgen machen, oder sie glauben daran, dass in der Zukunft alles besser werden wird. Diese Menschen entfliehen ständig der Gegenwart in die Zukunft. Oft haben sie auch Schwierigkeiten mit unmittelbaren Konfrontationen. Charakteristisch für eine Phase 2 ist es, die Erlösung eines echten Bedürfnisses in die Zukunft zu projizieren: Eine Person reist gerne, hebt sich aber die Erfüllung des Bedürfnisses für den Zeitraum nach der Pensionierung auf (*Zuerst müssen die Schulden abbezahlt sein, Zuerst müssen die Kinder aus dem Haus sein*). Leider ist die Phase 2 geprägt von Selbstsabotage. Pünktlich zum Pensionsantritt kommt eine Krankheit/ein Ereignis, welche/s das Vorhaben, ferne Länder ausgiebig zu bereisen, erneut unmöglich macht. Es macht deshalb Sinn, betroffenen Personen die Möglichkeit klar zu machen, dem Bedürfnis (z. B. zu reisen) ab sofort, im vertretbaren Rahmen, nachzukommen (z. B. als Städtereise am Wochenende). Der meningeale Spannungsbogen einer Phase 2 reicht meist zum Atlas oder bis C4, C5 oder C6. Charakteristisch für eine Phase 2 ist eine BLD in Bauchlage, welche sich durch Kopfrotation verändert.

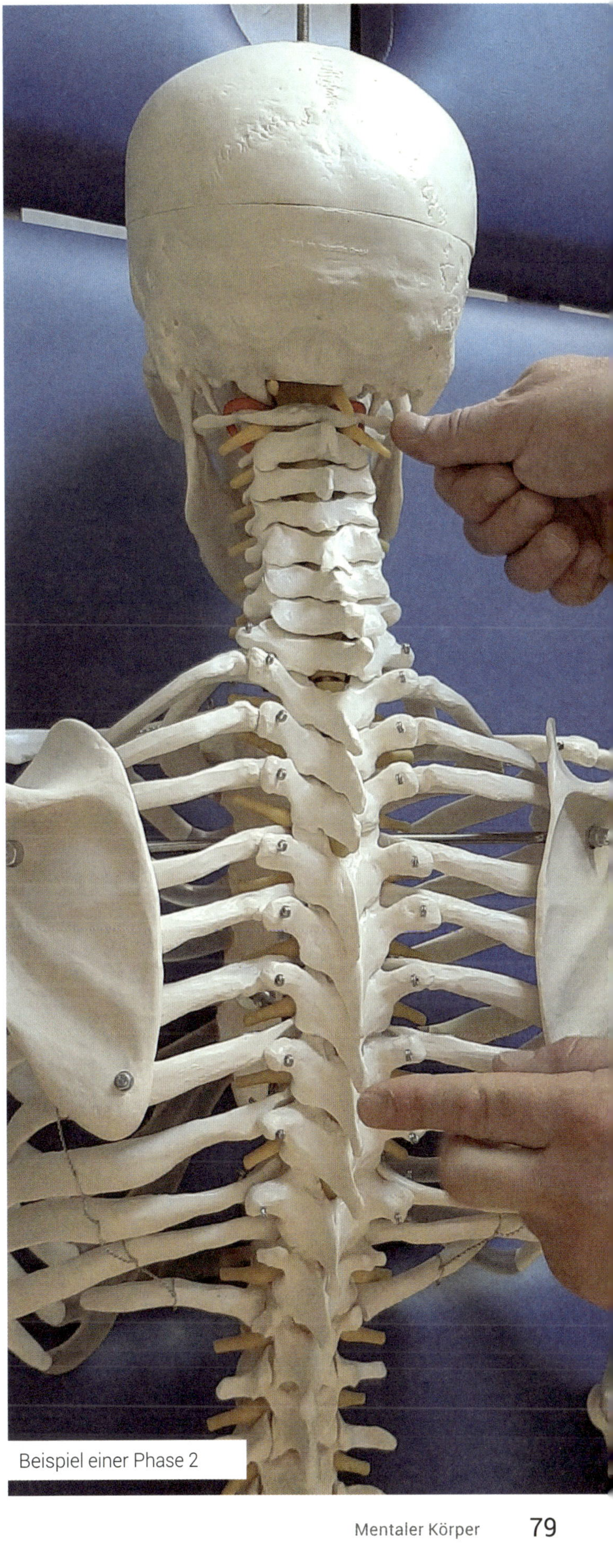

Beispiel einer Phase 2

Der 2. Punkt befindet sich wieder irgendwo an der Wirbelsäule (C7–L5).

Die Behandlung einer Phase 2 erfolgt durch drehende Stimulation des Punktes am Atlas (meist an einem Querfortsatz) oder an C4–6. Die Drehung erfolgt so weit, bis die Stimulation am 2. Punkt angekommen ist und die BLD und damit das meningeale (*in der Dura Mater gespeicherte*) Spannungsmuster verschwunden ist.

PHASE 3 – Am Selbstbild fixiert

Phase 3 hat viel mit der Frage zu tun: Wer bin ich? Menschen in einer Phase 3 haben in der Regel sehr starke reaktive Identitäten, d. h., sie sind in der Ich-Schicht gefangen und die Beantwortung von *Wer bin ich?* erfolgt auf der Ebene von Persönlichkeitsmustern. Auf dieser Ebene führt die Antwort in unterschiedlichen Situationen zu unterschiedlichen Ergebnissen und in der Folge entweder zu Konfusion oder zu Starrheit, die entweder als Angst oder als alte, verbohrte Wut zum Ausdruck kommen kann, beide als Ausdruck von Seins-Verweigerung. Die Phase hat zudem auch mit Machtverlust und alter, verbohrter Wut zu tun, oftmals auch in Hinsicht auf den Verlust, über sein eigenes Leben zu bestimmen.

Es ist darum auch interessant bei einer hartnäckigen Phase 3, die Beziehungen zu Eltern und anderen bedeutenden Personen näher unter die Lupe zu nehmen.

Grundsätzlich ist bei einer Phase 3 das Selbstbild aufgrund längst vergangener Traumatisierung angepasst, um möglichst viel Druck zu nehmen: Personen haben aufgrund gescheiterter Beziehungen (die Ursache dafür liegt meist in der Kindheit) oft den Memplex kreiert *Ich bin für* ***keine*** *Beziehung geschaffen*. Dieser Memplex wäre eigentlich eine Erleichterung, weil dadurch Erwartungsdruck und Frustration in Grenzen gehalten werden, doch die Persönlichkeit und die Erwartungshaltung haben aufgehört, an einer erfüllenden Beziehung zu arbeiten. Man hat sich quasi mit der Situation abgefunden – die *Vernunft* hat gesiegt. Der meningeale und fasziale Spannungsbogen, der uns in einer Phase 3 fixiert, hat immer mit dem Becken zu tun und löst immer eine BLD in Bauchlage aus. Der erste Punkt am Becken befindet sich entweder am sacrotuberalen Band oder am cranialen Ende des Iliosacralgelenks. Als dritte Möglichkeit kann der Spannungsbogen bis zum Trochanter major reichen und wird dort punktuell stimuliert. Der 2. Punkt befindet sich wieder an der Wirbelsäule (C7–L5).

Oft geht die Phase 3 Hand in Hand mit Instabilitäten des Beckens, welche sich nicht dauerhaft chiropraktisch reponieren lassen.

Diese Instabilitäten des Beckens wirken sich besonders auf die Adduktoren (die Symphyse bewegt sich abnorm und die Adduktorenmuskulatur reagiert mit Tonuserhöhung, um die Symphyse zu stabilisieren) und auf die Menisceen (der M. biceps femoris reagiert auf eine Fehlrotation einer Beckenhälfte mit Spannungserhöhung und macht vor allem den Men. lat. bewegungseingeschränkt).

Die Behandlung einer Phase 3 erfolgt durch drehende Stimulation des Punktes am Becken (sacrotuberales Band oder Iliosacralgelenk oder Trochanter major). Die Drehung erfolgt so weit, bis die Stimulation am 2. Punkt angekommen ist und die BLD und damit das meningeale Spannungsmuster verschwunden ist.

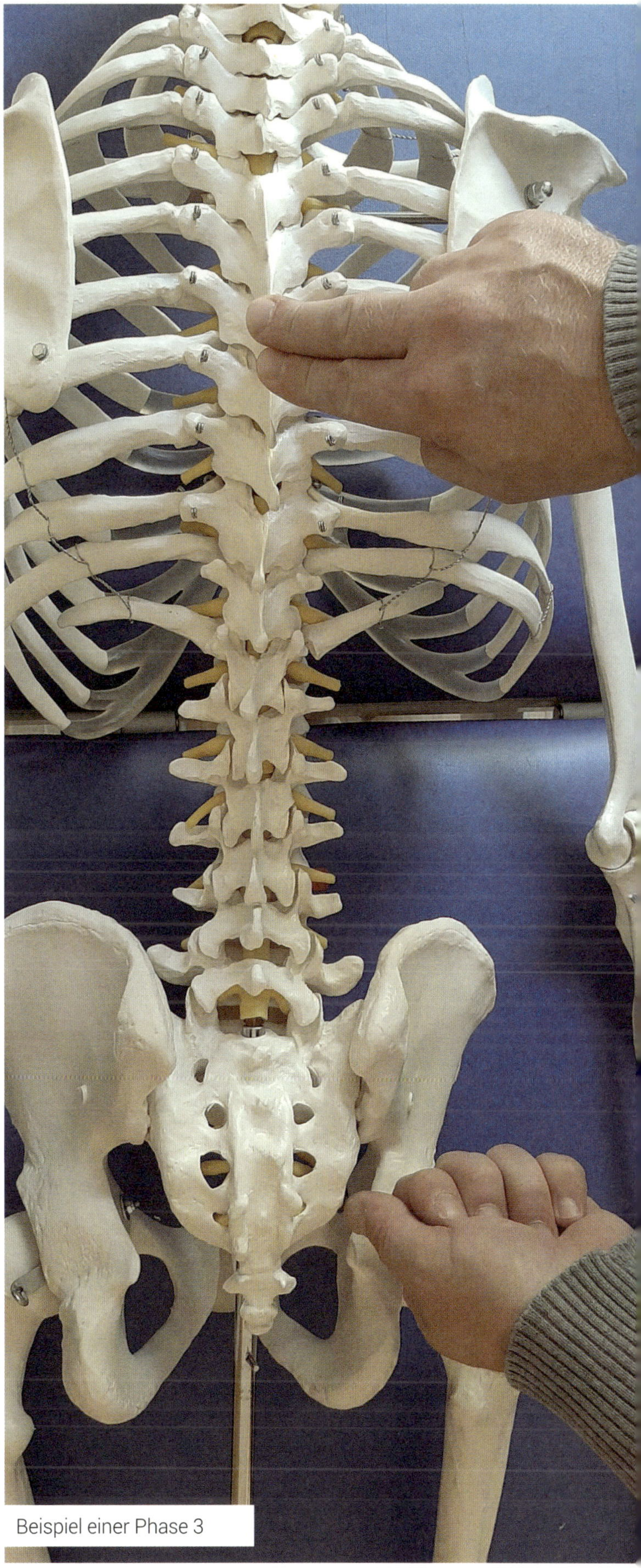

Beispiel einer Phase 3

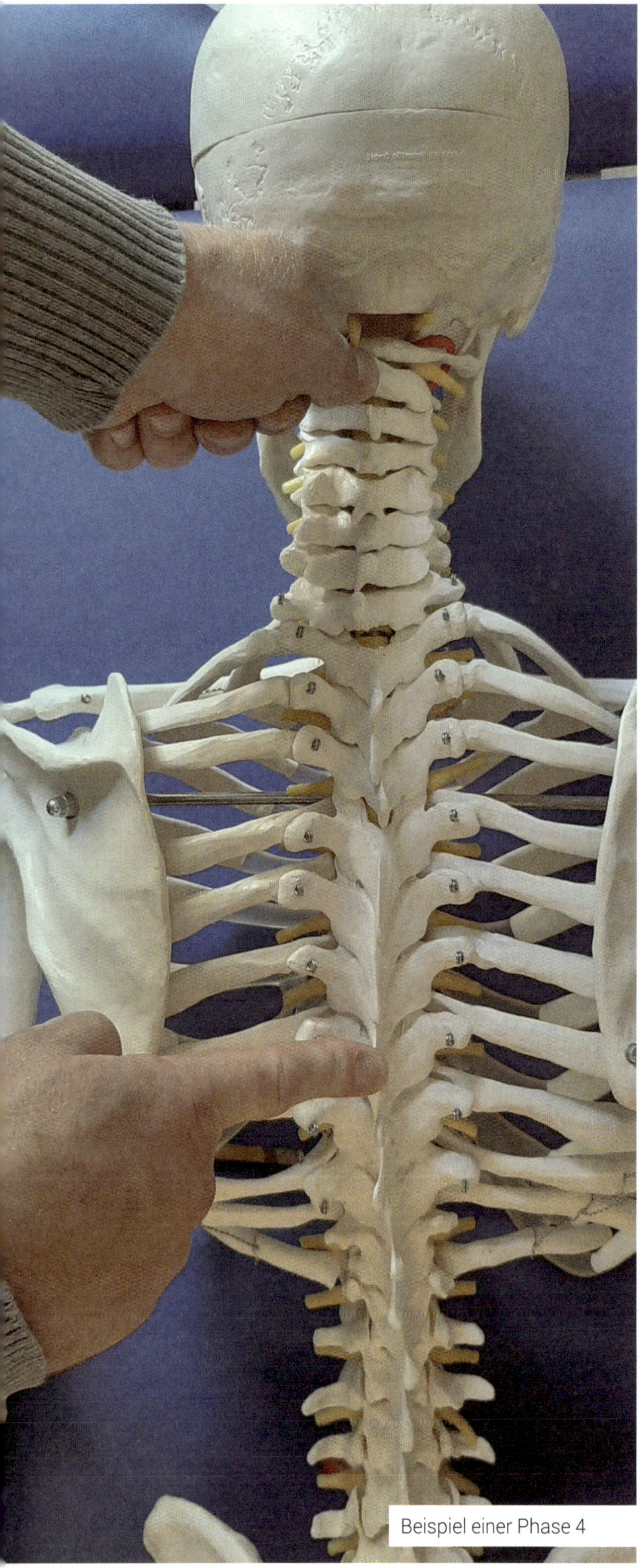

Beispiel einer Phase 4

PHASE 4 – In der Kontrolle fixiert

Phase 4 beschreibt Unausgewogenheit im Denken, Fühlen und Empfinden. Anders ausgedrückt kann man auch sagen, dass die verschiedenen großen Hirnregionen (Stammhirn/Kleinhirn/Großhirn) nicht miteinander im optimalen Einklang sind. Es herrscht entweder Denken oder Fühlen oder Empfinden vor. Sehr häufig stecken Menschen in Phase 4 im Denken fest. Sie denken, dass sie fühlen, sie denken, dass sie empfinden. Diese Menschen sind sehr oft erfahrungs- und tatsachenorientiert. Phase 4 hat viel mit alten Memplexen und ihren Auswirkungen auf die konkrete Realität des Menschen zu tun. Phase 4 verbirgt eine tiefe, grundlegende Angst. Das Herzzentrum ist geschwächt und es fehlt meist an tiefer, innerer Klarheit und Sicherheit.

Das alte Weltbild, das die Schüler Charles Darwins kreierten *Der Mensch ist ein Wesen der Vernunft, Emotionen sind Relikte der evolutionären Vergangenheit und gehören ausgemerzt, weil sie ‚schwach' machen* ist Phase 4 pur. Der meningeale Spannungsbogen, der für eine Phase 4 verantwortlich ist, führt meist zum Axis (C2), manchmal zu C3. Dieser Spannungsbogen ist meist so gut in die Persönlichkeit integriert, dass **keine** BLD in Bauchlage festgestellt werden kann. Klassisch ist die Kombination aus disloziertem Axis (durch eine Phase 4) und disloziertem L4 – und den damit verbundenen Bandscheibenproblemen. Der 2. Punkt befindet sich wieder an der Wirbelsäule (C6–L5), häufig um Th5 oder um den Dornfortsatz von L4.

Die Behandlung einer Phase 4 erfolgt durch drehende Stimulation des Punktes an C2 oder C3 (meist an den Dornfortsätzen). Die Drehung erfolgt so weit, bis die Stimulation am 2. Punkt angekommen ist und damit das meningeale Spannungsmuster verschwunden ist.

PHASE 5 – In der Schuld fixiert

Phase 5 hat viel mit alten Verletzungen und dem Gefühl, auf verschiedenen Ebenen missbraucht worden zu sein, zu tun. Oft sind diese Verletzungen unterdrückt oder verdrängt. Menschen, die in Phase 5 feststecken, fühlen sich meist als Opfer. Meist ist auch die Opfer/Täter-Polarität unterdrückt. Schuld ist ein Dauerthema. Sie gönnen sich oft wenig Raum und wenig persönliche Befriedigung – sie neigen zu Purismus oder gegenteilig zu Größenwahn. Sie kämpfen oft mit spirituellem Stress (ich bin nicht gut genug für Erlösung). Menschen in Phase 5 neigen dazu, alles, was helfen könnte, ins Negative zu verdrehen, es regelrecht zu dämonisieren. Sie können den Therapeuten viel Energie kosten. Personen, die wirklich in dieser Phase feststecken, zeigen noch ein anderes sehr interessantes Verhalten auf: Wenn man dieser Person einen Rat gibt, dann lassen sie einen wissen, dass sie schon alles, aber auch wirklich alles ausprobiert haben. Dazu haben diese Personen eine Gabe, alles, was gesagt wird, in ihre eigene negative Erfahrung zu verwandeln. Spricht man mit so einer Person über längere Zeit, kann dies sehr anstrengend werden. Interessant ist auch das Opferempfinden der betroffenen Personen, welches meist in sadistischem Verhalten gegenüber den Nächsten gipfelt. Frei nach dem Motto *Was ich ausgehalten habe, können andere auch aushalten* findet das eigene Täterverhalten einen optimalen Nährboden.

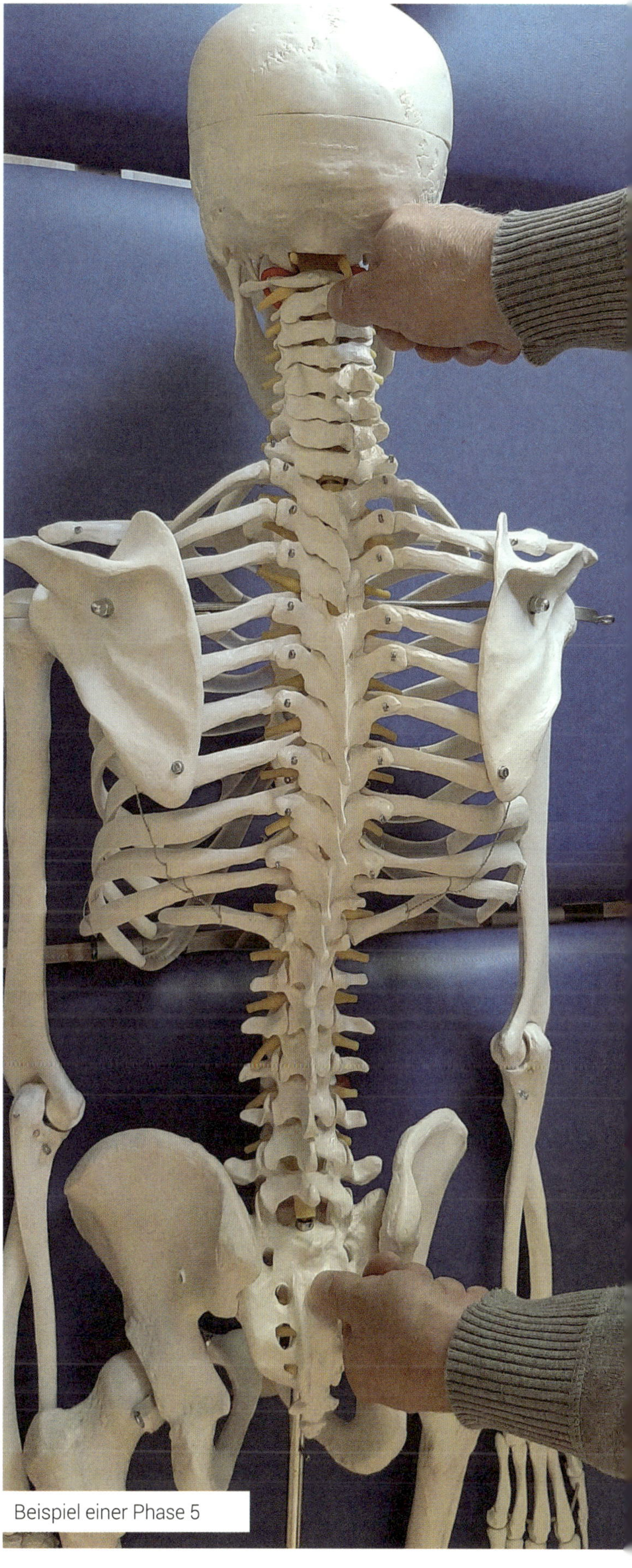

Beispiel einer Phase 5

Da eine Phase 5 mit einem informellen Kontaktverlust zwischen Kopf (Denken) und Becken (Instinkt) einhergeht, bleibt der Gedanke, andere vor schlechten Erfahrungen, die man selbst machte, zu schützen, leider fern.

Interessanterweise kann man bei einer Phase 5 nicht mehr von einem Spannungsbogen sprechen, sondern eher von einem unterbrochenen Kontakt. Personen, welche sich in einer Phase 5 befinden, haben regulär eine sehr hohe Radiation über LG 20 am Kronenchakra und weisen keine BLD in Bauchlage auf. Im Gegensatz zu Phase 1 bis 4 werden bei einer Phase 5 zwei Punkte, einer am Kopf/Hals und einer am Becken, mit drehendem Kontakt verbunden.

Häufig müssen der Axis und S2 miteinander verbunden werden, manchmal C5 mit der Spitze des Os coccygis, manchmal der Axis und das sacrotuberale Band. Nachdem sowohl der Kontakt am Hals als auch der am Becken mit der typischen Drehbewegung gleichzeitig stimuliert wird, bleibt der 3. Punkt (C7–L5), an dem der Spannungsbogen unterbrochen ist, nur im Focus der behandelnden Person (sofern diese keinen dritten Arm besitzt).

Die Behandlung einer Phase 5 erfolgt durch gleichzeitige drehende Stimulation beider Punkte (C2 und S2/C5 und Coccygisspitze/C2 und sacrotuberales Band). Die Drehung erfolgt so weit, bis die Stimulation am 3. Punkt durch eine lokale Reaktion angekommen ist und damit das meningeale Spannungsmuster verschwunden ist.

Die Therapie von Personen mit Phase 5 gestaltet sich insofern schwierig, weil die Personen dazu neigen, die Behandlung abzubrechen, sobald sich Veränderung anbahnt, wovon vor allem Psychotherapeuten ein Lied singen können. Der körperliche Ansatz durch die Stimulation und Verbindung der Punkte am Kopf und Becken bietet die Möglichkeit, Betroffene derart zu überrumpeln, dass ein Abbrechen der Therapie gar nicht möglich ist.

Allgemein muss ich darauf hinweisen, dass die Anwendung zur Behandlung von Memplexen nur von sehr erfahrenen und geistig gesunden Menschen durchgeführt werden sollte.

Idealerweise erfolgt die Behandlung von Phase 1 bis 5 in Absprache mit Psychotherapeuten, welche in die Therapie involviert sind. Gerade bei den Memplexen ist die Verbindung zwischen Geist und Körper durch die Spannungen der Dura Mater und ihrer weiterlaufenden Faszien so gut angelegt, dass ich mir ernsthaft die Frage stelle, warum Psychotherapeuten nicht im richtigen Moment Berührungen setzen sollten und Physiotherapeuten und andere Körperarbeiter nicht die geistigen Aspekte der Klientin/des Klienten beachten sollten. Gerade hier macht eine überschneidende Ausbildung aus Psycho- und Physiotherapie Sinn und würde die Behandlungseffizienz auf ein neues, besseres Niveau bringen.

Der mentale Körper eines Menschen lässt sich auch durch eine andere Therapieform bestens beeinflussen: die Hypnose. Diese uralte Anwendung ist bestens geeignet, um Glaubenssätze und Memplexe für das Unterbewusstsein verpflichtend zu verändern. Bei einer Hypnosesitzung wird ein vorher definierter Glaubenssatz, z. B. *Wer rastet, der rostet*, der es dem Betroffenen emotional unmöglich macht, eine bestehende Überreizung am Bewegungsapparat auszuheilen, dahingehend verändert, bis das Unterbewusstsein des Betroffenen tagelange Entspannung zulässt. Wie viele Frauen haben das Gefühl, erst wenn alle anderen zufriedengestellt sind, können sie entspannen und finden sich mit Carpaltunnelsyndrom beim Orthopäden oder Neurologen wieder? Wie viele Menschen definieren sich rein durch Leistung oder durch Krankheit?

In der Vorbereitung einer Hypnose wird im Gespräch genauestens das mentale Verhaltensmuster erörtert, welches zu permanenter Über- oder Unterlastung des Körpers führt (quasi der Zwang, dem eigenen Körper Schaden zuzufügen). Dieser Zwang wird durch neue, besser auf hohe Lebensqualität abgestimmte Glaubenssätze ersetzt. Selbstverständlich wird von der gesamten Hypnosesitzung ein Tonbandmitschnitt aufgezeichnet und der Klientin/dem Klienten mitgegeben. Um eine Hypnose erfolgreich durchführen zu können, müssen drei Rahmenbedingungen beachtet werden: Erstens hat jede bildhafte Vorstellung, die uns emotional erfüllt, das Bestreben, sich zu verwirklichen. Das heißt, wenn wir in der Lage sind, uns eine Situation (auch ohne Hypnose) so vorzustellen, dass wir spüren, wie sich das anfühlt, dann beginnen wir, diese Situation/dieses Leben *schicksalshafterweise* anzuziehen. Jede Hypnose generiert ein vorher abgesprochenes Bild einer Situation/eines Lebens, das für die Person spürbar ist. Zweitens unterliegt immer der Wille dem Glauben. Das heißt, wenn eine Person beispielsweise mit dem Rauchen aufhören will, gleichzeitig aber glaubt und die innere Überzeugung besitzt, das wird schwierig, weil ihr etwas fehlen wird – dann wird´s so passieren. Die Hypnose muss die innere Überzeugung verändern und muss gleichzeitig einen *Ersatz* für das, was man hinter sich lässt, finden (z. B.: Sport statt Rauchen). Drittens verhält sich der Wille paradox. Das heißt, alles, was wir wollen, ohne davon innerlich überzeugt zu sein, kommt *schicksalhafterweise* immer seltener vor oder kehrt sich überhaupt ins Gegenteil. Der dadurch entstehende Leidensdruck (man will etwas ganz dringend und es passiert das Gegenteil) bringt Menschen dazu, sich und andere auf allen Ebenen zu verletzen. Vor einer Hypnose muss man berücksichtigen, ob innere Überzeugungen (*Bei mir hilft gar nix* oder *Es ist halt mein Schicksal*) das Vorhaben sabotieren oder ob das Gewollte überhaupt realisierbar ist (*Ich will, dass alle weg sind, Ich will, dass alle tun, was ich sage*).

Die Techniken, mit denen eine Hypnose durchgeführt wird, sind sehr unterschiedlich. Die Palette reicht vom klassischen Pendel, über Zahlen rückwärts zählen, bis zu den Mesmer'schen Streichungen. Es gibt in der Hypnose drei Tiefengrade (leichte, mittlere und tiefe Hypnose). Studien belegen, dass der Effekt einer Hypnose nicht von ihrer Tiefe abhängt. Schon in leichter Hypnose (einem entspannten Wachzustand ähnlich) lassen sich bildhafte Vorstellungen und Befehle tief im Unterbewusstsein verankern.

Da der mentale Körper unsere Erwartungen und Sichtweisen bestimmt, ist er auch für Erfolg und Misserfolg im Leben mitverantwortlich. Personen, welche das Glück hatten, schon von Kindesbeinen an geliebt, geschätzt und verstanden zu werden, haben andere Überzeugungen, als Personen, die mit Zurückweisung, Akzeptanzlosigkeit und anderen Erniedrigungen konfrontiert wurden. Was anfänglich alles andere als fair wirkt, entpuppt sich dennoch oft genug als Nährboden zur Entwicklung von außergewöhnlichen Persönlichkeiten. Vor allem für Personen, welche von Beginn weg das Leben als Überlebenskampf erfahren mussten und dennoch nie die Vision eines erfüllten und großartigen Lebens verloren haben.

TRAUMKÖRPER

Mit dem *Traumkörper* sind all unsere Anteile gemeint, welche einer Gesinnung entsprechen. *Welche Automarke fahre ich?* Ist für mich ein Auto *Transportmittel* oder *Prestige* oder *Nutzfahrzeug* oder *geile Kiste* – **alles** ist in dieser Welt vorhanden. Der Traumkörper ist wie eine Prägung, die den Rahmen der Individualität verlässt. Diese Prägung zieht sich durch Kontakte in der Familie und mit Ahnen, durch *Seelenverwandte* und durch Einstellungen. Wen empfinde ich als sympathisch? Wer ekelt mich (an)? Mit wem bin ich *auf einer Wellenlänge*? Wer kotzt mich an?

Unser Traumkörper ist gerade im Familiensystem immer auf einen Ausgleich der Gesinnungen bemüht: Wenn ein Familienmitglied beispielsweise einen Hang zur Kriminalität besitzt, dann ist automatisch ein anderes Familienmitglied besonders rechtschaffen und korrekt. Keiner hat sich ausgesucht, welche Charakterprägung besonders dominant ist, und es gibt immer die gegenteilige Rolle. Beginnt sich eine Person in seiner Gesinnung zu verändern, so hat das immer Auswirkungen auf alle anderen Personen, die anfangs meist als Widerstand oder Konflikt wahrnehmbar sind. Plötzliche Veränderungen des Energiefeldes, welches unseren Traumkörper prägt, werden meist wie ein *Stromschlag, der durch den Raum fegt* empfunden.

All unsere Anteile, welche uns als *individuellen* Charakter prägen, sind unser Traumkörper und stehen mit dem Traumkörper anderer in Resonanz. Diese Verbindung, welche mindestens zwei Charaktere aufeinander reagieren lässt, ist bislang unerforscht und existent. Menschen und Tiere reagieren auf plötzliche Veränderung (z. B. Tod eines Kindes) auch über weite Distanzen, vollkommen isoliert, absolut zeitgleich. Plötzliche Veränderungen des Traumkörpers lassen sich bei Mensch und Tier aufgrund plötzlich veränderter Vitaldaten (Puls erhöht sich, Atmung stockt, veränderter Blick u.v.m.) wissenschaftlich belegen. Der permanente Austausch zwischen zwei oder mehreren Personen, welcher wie der Dauerton einer Sirene immer da ist und immer da war, lässt sich nur dann wahrnehmen, wenn die Sirene plötzlich fehlt. Diese Energie, diese Übertragungsebene, in der sich mindestens zwei Charaktere gegenseitig beeinflussen, ist bislang noch nicht wissenschaftlich adäquat erfasst, doch im Alltag omnipräsent.

Bei Paaren kennt man die Gesetzmäßigkeit der Polarisierung (Charaktereigenschaften, welche bei einer Person stark ausgeprägt sind, schwächen sich beim anderen zunehmend ab, ein Alkoholiker erzeugt eben Abstinente). Kinder drücken sehr gekonnt die *Knöpfchen*, welche Erwachsene auf die Palme bringen. Unsere Traumkörper interagieren ständig miteinander. Weshalb reden wir mit einigen Menschen anders als mit anderen? Wieso erzeugen manche Personen Stress durch bloße Anwesenheit? Wieso bin ich bei anderen Personen gegenüber natürlich, gelassen und locker – nur durch bloße Anwesenheit? Unsere Traumkörper sind mit allen Mitmenschen in Resonanz, mit manchen sehr stark, mit manchen nur peripher.

Der Traumkörper ist die Domäne der systemischen Familientherapie in der Psychotherapie. Ursprünglich wurden die familiensystemischen Gesetzmäßigkeiten von Dr. Bert Hellinger, der diese in Südafrika von Schamanen erlernte, erstbeschrieben. Der Traumkörper lässt sich allerdings durch eine Vielzahl von Maßnahmen beeinflussen. Die Psychoanalyse nach Jung, die Hypnotherapie, die meisten Formen des Schamanismus, aber auch Symbole und Zahlencodes, wie sie von Grigori Grabowoi, John Veltheim (Body Talk Konzept) und Bernhard Klein (Klein'sche Methode) verwendet werden, haben einen unterschiedlich starken Einfluss auf den Traumkörper. Egal, welche Herangehensweise im Traumkörper praktiziert wird, das Ergebnis, nämlich die *positive* charakterliche Veränderung von **mindestens zwei** Personen, sollte immer das therapeutische Ziel sein.

Eine therapeutische Lösung im Traumkörper beinhaltet IMMER mehr charakterliche Freiheit (die **no go**-Situationen werden weniger!), mehr Leichtigkeit und Unabhängigkeit. Leider ist der Traumkörper auch *Spielwiese* vieler Scharlatane, welche Abhängigkeiten und eingeschränkte charakterliche Freiheit ihres Klientels zum eigenen Vorteil fördern.

Sofern man nicht selbst eine gute, fundierte Ausbildung, welche eine therapeutische Lösung im Traumkörper ermöglicht, genossen hat, rate ich ab, selbst aktiv zu werden und zu experimentieren. Die Gefahren und Möglichkeiten, Personen dauerhaft damit zu schaden, sind enorm hoch. Vielmehr möchte ich an dieser Stelle motivieren, sich als Arzt, Chiropraktiker, Osteopath, Physiotherapeut, Shiatsu-Praktiker und Masseur ein Netzwerk an Personen anzulegen, welche gute, therapeutische Lösungen im Traumkörper anbieten.

In diesem Buch möchte ich lediglich eine Ahnung der Möglichkeiten vermitteln, welche therapeutische Lösungen im Traumkörper zur Folge haben.

Als Grundlage dazu möchte ich Dynamiken der systemischen Familienaufstellung nach Dr. Bert Hellinger erläutern, welche eher archaisch anmutend eine *mathematisch korrekte* therapeutische Lösung anstreben:

- Jeder, der zur Sippe gehört, hat das gleiche Recht auf Zugehörigkeit. Wenn also jemand ausgestoßen wird, versucht das Gruppenwissen, diesen Verlust wiedergutzumachen. Dies geschieht dadurch, dass ein Kind im Dienst der Sippe stehend, ohne dass es selbst davon weiß, dieses ausgestoßene Mitglied vertritt. Es fühlt sich dann selber wie ausgestoßen und verlässt vielleicht die Familie, ohne dass es weiß, wieso. Das Kind vertritt also jemanden, ohne es zu wissen, die Eltern merken es auch nicht.
- Das Ältere (Spätere) hat Vorrang vor dem Jüngeren.
- Dieses Gruppenwissen sorgt für das gute Gelingen der Beziehungen zwischen den Sippenmitgliedern. Dies gelingt durch das Befriedigen von drei wichtigen Bedürfnissen.
- Bindung entsteht aus dem Bedürfnis und dem Recht zur Gruppe zu gehören und wird verstärkt durch das Gewissen (bewusst oder unbewusst) (individuelles-Familien- oder Sippengewissen).

- Ordnung entsteht durch die Zeit, dadurch, dass ein Mitglied früher oder später kommt, Eltern haben hier Vorrang vor den Kindern.
- Ausgleich entsteht durch das Geben und Nehmen in Beziehungen. Eine Beziehung funktioniert dann, wenn das Bedürfnis nach Ausgleich erfüllt werden kann. Wobei die Beziehung dann am lebendigsten ist, wenn durch wechselndes Geben und Nehmen immer ein Gefälle zwischen den Partnern bleibt, wodurch der permanente Austausch gewährleistet ist. Je größer der Austausch, desto intensiver die Bindung. Die Beziehung stagniert, wenn Geben und Nehmen immer genau ausgeglichen sind, sie geht auseinander, wenn das Gefälle zu groß wird und nicht mehr ausgeglichen werden kann.

DYNAMIKEN

Werden diese beiden Gesetze nicht eingehalten, kommt es zu Verstrickungen, die die Ursache von vielen Leiden und Krankheiten darstellen. Die Entstehung dieser Verstrickungen unterliegt ganz bestimmten Dynamiken, die in den Aufstellungen immer wieder gesehen werden.

Nachfolge

Beispiel:

Ein Familienmitglied (z. B. die Mutter) hat eine schwere Krankheit oder ist gestorben, ein Kind möchte der Mutter in die Krankheit oder den Tod folgen. Aus Liebe möchte das Kind der Mutter folgen unter der Vorstellung, im Tod mit ihr wieder zusammen sein zu können. Im Leben hat der Überlebende das Gefühl, sein Leben auf Kosten des Verstorbenen weiterzuleben und bekommt Schuldgefühle gegenüber dem/der Toten, wenn es ihm gut geht. Er schränkt sich aus diesem Grund oft in seiner Lebensfreude erheblich ein und führt ein Leben auf *Sparflamme*. Nachfolge geschieht in der gleichen Generation (z. B. Geschwister) oder in der Elterngeneration, betroffen sind immer nur zwei Personen. *Ich folge dir nach* oder *Ich mach's wie du* sind die Worte, die die Nachfolge ausdrücken. Die treibende Energie ist die Bindungsliebe zur verstorbenen Person. Diese Bindung ist mir wichtiger als mein eigenes Leben oder die Gesundheit.

Die verstorbene Mutter (oder Schwester usw.) will aber gar nicht, dass ihr nachgefolgt wird, es geht ihr noch schlechter damit. Dem Nachfolgenden geht es ebenfalls schlechter, keinem von beiden wird geholfen, beiden geht es schlechter.

Übernahme

Beispiel:

Die Mutter möchte ihrer Mutter in die Krankheit oder den Tod folgen, die Tochter spürt das und sagt sich unbewusst: *Lieber übernehme ich diese schwere Krankheit der Großmutter als du, meine liebe Mutter.* Das Kind will aus Liebe der Mutter eine schwere Last abnehmen, um ihr zu helfen. Bei der Übernahme sind immer drei Personen beteiligt, sie geht über zwei Generationen in der Familie. Missachtet wird das Größenverhältnis zwischen Mutter und Kind. Das Kind glaubt, der Mutter eine Last abnehmen zu können, und zeigt, dass es größer und stärker ist als sie. Ich werde groß, die Mutter wird klein. Sie ist nicht mehr in ihrer Würde als Mutter. *Ich trage es für dich.*

Wieder geht es beiden schlechter, keinem wird geholfen.

Identifikation

Beispiel:
Ein Kind identifiziert sich unbewusst mit einer Person aus dem Familiensystem, die ausgeschlossen oder nicht beachtet wurde. Aus Liebe zum System und unter der Vorstellung, dass durch die Identifikation die nicht beachtete Person wieder gesehen wird, lebt das Kind das Leben dieses Mitglieds der Sippe. *Ich bin wie du.*

Sühne für Schuld

Beispiel:
Ein Onkel war im Krieg verantwortlich für den Tod von Verfolgten oder Gefangenen und lehnt es ab, dafür Verantwortung zu übernehmen. Es erfolgt kein Ausgleich, keine Sühne. Bei dem Neffen, der vielleicht als Klient kommt, treten immer wiederkehrende Schuldgefühle auf, die durch keine eigene Schuld erklärbar sind. Steht ein Täter nicht zu seiner Schuld gegenüber dem Opfer, übernimmt ein späteres Familien-Sippenmitglied, meist unbewusst, stellvertretend die Sühne. Dabei kann es sowohl zu einer Identifikation mit dem Opfer, aber auch mit dem Täter kommen.

Unterbrochene Hin-Bewegung

Beispiel:
Ein Kind sucht die Nähe und Wärme der Mutter, die aber entweder körperlich oder psychisch nicht zu erreichen ist. Das Kind verspürt tiefen Schmerz, wenn die Hin-Bewegung zur Mutter immer wieder unterbrochen wird. Um diesem Schmerz nicht immer wieder ausgesetzt zu werden, wird das Kind die Hin-Bewegung zur Mutter kurz vor dem Schmerzpunkt von selbst abbrechen. *Ich will zu dir.*

All diese Dynamiken geschehen aus einer ganz tiefen archaischen und unbewussten Liebe der Klientin/des Klienten heraus. Die Liebe, die wir als positive Heilungskraft kennen, zeigt uns hier eine Schattenseite, die zu schweren Krankheiten bis hin zum Tode führen kann.

Die charakterlichen Fixierungen, welche im Traumkörper angelegt sind, werden auch systemisch in den Generationen weitergegeben. Ähnlich wie im 1. Buch Moses (Genesis) beschrieben, als Abraham bei seiner Reise nach Ägypten seine wunderschöne Frau Sarah als Schwester verleugnete, um nicht selbst getötet zu werden, so verleugnete dessen Sohn Jakob Jahre später seine wunderhübsche Frau Rebecca ebenfalls in Ägypten – aus dem gleichen Grund wie sein Vater. *History repeats – until it gets solved.*

SEELENKÖRPER

Den Seelenkörper ohne religiös-spirituelle Sichtweisen zu beschreiben, ist nicht möglich. Es gibt Geschichten von *Erleuchteten*, welche sich spontan opferten, andere gehen übers Wasser. Welche innere Gewissheit befähigte diese Menschen, vollkommen unverständliche Dinge zu tun – falls diese Geschichten stimmen. Erleuchteten Menschen wird nachgesagt, dass sie das Universum mit all seiner Pracht und Energie umfassend wahrnehmen können, sich regelrecht darin baden. Sie nehmen das Leben, das sie führen, bedingungslos an.

Im Rahmen meiner vielfältigen Ausbildungen machte ich sehr eigenartige Erfahrungen mit dem *Seelenweg* mancher Personen. Der Seelenkörper ist jener innere Antrieb, der aus einer *Erfahrungssuche* der wiedergeborenen Seele entsteht. Was sich die einzelnen Seelen an Erfahrungen, die sie im Leben auf der Erde machen wollen, aussuchen – welches Schicksal sie wählen – ist das große Mysterium. Die Möglichkeit der Beeinflussung des Seelenwegs einer anderen Person ist maximal Erleuchteten und Scharlatanen vorbehalten.

Damit, geschätzte Leserinnen und Leser bedanke ich mich für die Lektüre dieses Buches und segne Sie mit einem langen, glücklichen und erfolgreichen Lebensweg

Markus Schoberberger

BISHERIGE AUSBILDUNGEN:

- Physiotherapeut (FH St. Pölten)
- Traditionell Chinesische Massage (Prof. Dr. Alexander Meng)
- Manualtherapie und Cyriax
- Sportphysiotherapie (Hans Josef Haas)
- Quantum Bodywork (Mag. Christian Schnabl, Thomas Prett)
- Dorn Breuss Methode (Dr. Harro Danninger)
- Prana Vita (Burgi Sedlak)
- Holistische Kinesiologie (Mag. Anna Mair)
- Klein´sche Methode (Bernhard Klein)
- Body Talk Access (John Veltheim)
- Weirua (Te Wairemana Avery)
- Cranio Sacrale Therapie (Hugh Milne, Helen Prisi)
- Shiatsu Level1

EIGENE NOTIZEN

EIGENE NOTIZEN

EIGENE NOTIZEN

freya BUCHTIPPS

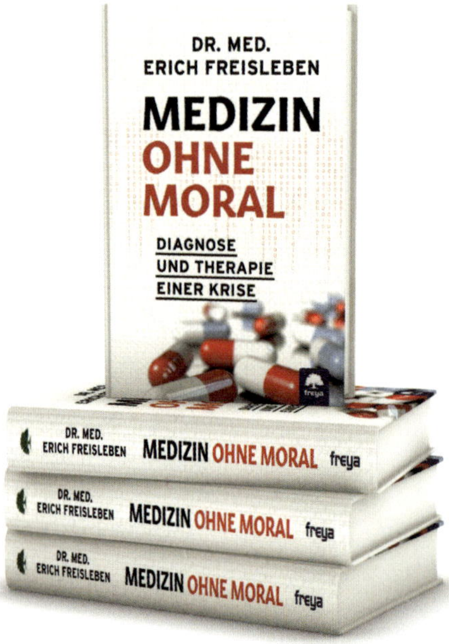

Dr. med. Freisleben Erich

Medizin ohne Moral

Diagnose und Therapie einer Krise

Format: 15 x 22,5 cm
Hardcover, 432 Seiten

ISBN 978-3-99025-422-6

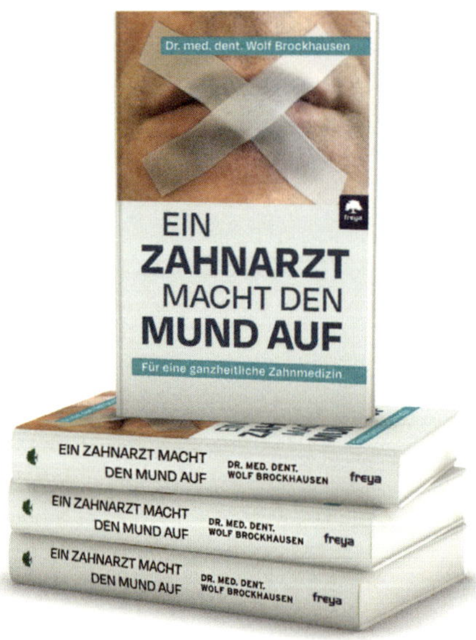

Dr. med. dent. Wolfgang Brockhausen

Ein Zahnarzt macht den Mund auf

Für eine ganzheitliche Zahnmedizin

Format: 15 x 22,5 cm
Hardcover, 352 Seiten

ISBN 978-3-99025-498-1

READ GLOBAL BUY LOCAL

Erhältlich im gut sortierten Buchhandel.

www.freya.at www.freya-verlag.de